Les Cahiers Dr. Good!
Michel Cymes

Myriam Moussier

Plus de fruits et légumes, c'est la santé !

Illustrations :
Camille Pagni (intérieur)
Kei Lam (couverture)

SOLAR EDITIONS

Sommaire

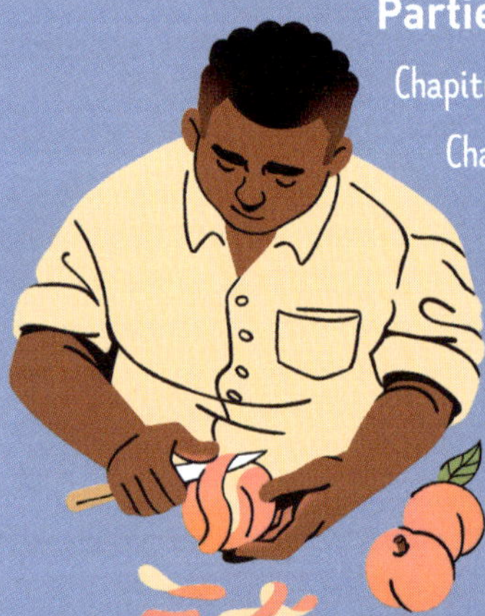

Le mot de Michel Cymes

Ils mettent de la variété, du goût et de la couleur dans notre assiette. Qu'ils soient croquants, fondants, sucrés, acidulés ou bien juteux, ils se prêtent à toutes les associations et se cuisinent sous toutes les formes, pour la plus grande satisfaction de nos papilles. Au jour le jour, ils nous apportent les vitamines, les minéraux, les fibres et les antioxydants dont nous avons besoin pour rester en pleine forme, lutter contre le vieillissement cellulaire, muscler nos défenses immunitaires, et j'en passe... Bref, les fruits et légumes ont tout ce qu'il faut pour conjuguer santé et plaisir.

Et pourtant, ils n'ont toujours pas la cote. La preuve, seuls 30 % des Français suivent les recommandations du Programme national nutrition santé (PNNS) et consomment les fameuses « 5 portions de fruits et légumes par jour »*. Pourquoi est-ce encore si difficile pour une majorité d'entre nous d'avoir ce réflexe au quotidien ? Manque de temps, de pratique, d'envie ?

Franchement, introduire progressivement plus de fruits et de légumes dans ses menus ne nécessite ni de passer des heures en cuisine, ni de bouleverser son alimentation et encore moins de faire un stage dans un resto étoilé. Il suffit d'être un peu curieux, d'oser tester de nouvelles saveurs et d'adapter ses recettes en douceur pour soigner sa santé sur le long terme et mettre du peps dans sa vie. Alors, on s'y met ?

Michel Cymes

* Selon Interfel, le groupe interprofessionnel des fruits et des légumes, janvier 2021.

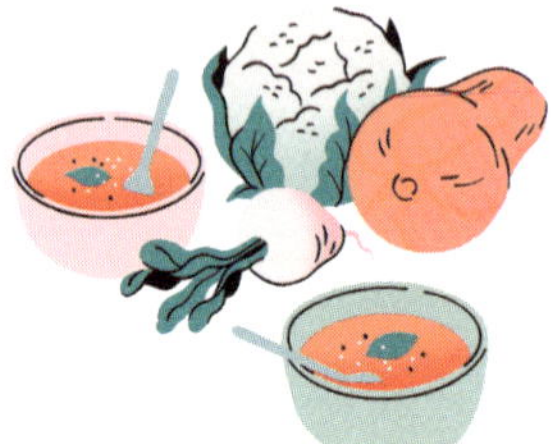

L'autodiagnostic

Où en êtes-vous avec les fruits et les légumes ?

Quelle relation entretenez-vous avec les fruits et légumes ? Vous ne concevez pas un repas sans eux ? Ils s'invitent dans votre assiette quand vous en avez le temps ou bien ils ne font vraiment pas partie de votre quotidien ? Faites le test pour définir votre profil.

Au petit déjeuner, vous prenez :

- Un fruit frais. Vous en raffolez.
- Un jus de fruit ou une compote. C'est pratique et rapide à consommer.
- Tout sauf un fruit ! Vous n'y pensez même pas, à vrai dire.

En dessert, vous préférez les fruits :

- Crus. Vous aimez croquer dedans ! D'ailleurs vous en avez toujours un plein compotier pour varier.
- Plutôt prédécoupés, en sirop ou en compote, c'est meilleur bien sucré.
- Vous n'aimez pas les fruits. Il faut les éplucher, leur jus dégouline entre les doigts...

Vous devez emporter votre repas du déjeuner :

- Vous le préparez la veille au soir, en vous assurant qu'il contienne une protéine accompagnée de féculents et de légumes.
- Le matin, avant de partir, vous bricolez un déjeuner avec une protéine, des féculents et des légumes en boîte.
- Le midi même, vous achetez quelque chose à la boulangerie ou dans un snack.

Lorsque vous faites vos courses :

- Vous passez automatiquement par le rayon fruits et légumes de votre supermarché, ou chez le primeur.
- Vous achetez plutôt des légumes et fruits en boîte ou surgelés, c'est plus pratique au quotidien.

- Les fruits et légumes passent à la trappe ! Et pour être honnête, ils ne figurent jamais sur votre liste de courses.

Au rayon fruits et légumes, vous regardez les étiquettes :

- Très attentivement, pour savoir si les produits sont bio, d'où ils proviennent, etc.
- Pour trouver le meilleur prix au kilo.
- Les étiquettes ? Quelles étiquettes ?

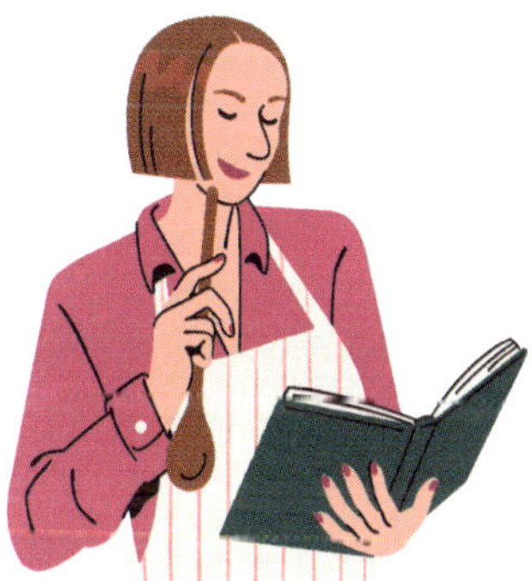

Découvrir de nouvelles saveurs :

- C'est l'un de vos grands plaisirs ! Vous adorez chercher et tester de nouvelles recettes à base de légumes ou de fruits.
- Pourquoi pas chez le traiteur ou au restaurant ? Choisir un plat de légumes que vous ne connaissez pas est l'occasion d'expérimenter de nouvelles sensations gustatives.
- Ça n'est pas vraiment votre truc. Vous préférez vous en tenir à ce que vous connaissez.

Au restaurant, en accompagnement du plat :

- Vous choisissez les légumes du jour.
- Ça dépend, vous ne prenez pas toujours des légumes.
- Des frites, sinon rien !

Votre salade préférée :

- Une salade niçoise, pour ses légumes frais et ses anchois.
- Un taboulé, pour sa semoule et ses petits légumes.
- Une salade mexicaine, pour ses haricots rouges et son maïs.

Le soir, quand vous rentrez tard :

- Malgré l'heure tardive, vous vous faites une belle salade composée à base de crudités.
- Vous ouvrez une boîte de légumes cuisinés ou une soupe en brique.
- C'est plateau télé avec pain, fromage et charcuterie.

À l'apéro, vous ne résistez pas :

- Aux bâtonnets de légumes (carotte, concombre, radis...) à plonger dans une sauce au fromage blanc.
- Aux chips de légumes croustillantes et colorées.
- Aux cacahuètes et aux pistaches, les incontournables de l'apéro !

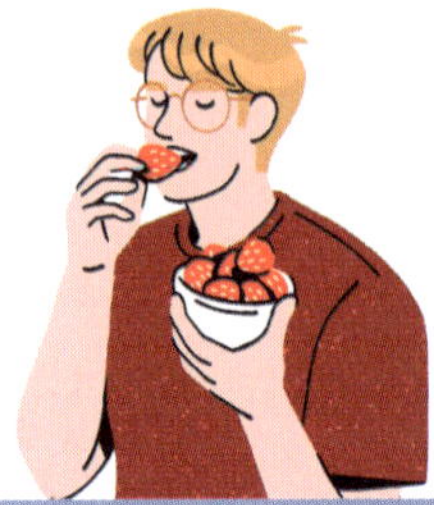

Faites les comptes !

Vous avez une majorité de : Vous adorez les légumes et les fruits (profil 1)

Ils s'invitent à chacun de vos repas, car vous tenez à atteindre les « 5 légumes et fruits par jour ». Vous êtes également très vigilant quant à leur provenance et à leur qualité. Rien ne vous échappe ! Bravo, continuez comme ça. Ce cahier va vous permettre d'enrichir vos connaissances mais surtout de piocher de bonnes idées pour tester de nouvelles associations, découvrir de nouvelles saveurs et pimper vos recettes (pp. 30, 38, 44 et 50) !

Vous avez une majorité de : Vous mangez des légumes et des fruits mais manquez de temps ou d'idées (profil 2)

Certes, vous en consommez régulièrement, mais vous ne savez pas toujours comment les cuisiner ou bien vous êtes trop pressé. Du coup, pour vous faciliter la vie, vous les achetez souvent en conserve ou surgelés. Le plus pratique pour vous : les plats cuisinés prêts à être consommés. Résultat : vous avez beaucoup de mal à diversifier votre alimentation. Ne vous inquiétez pas, vous trouverez plein d'astuces pour vous organiser (pp. 18, 20, 25), vous familiariser avec les légumes et les fruits de saison, et vous donner ainsi l'envie de les cuisiner et de varier les plaisirs (pp. 30, 38, 44, 50) !

Vous avez une majorité de : Vous êtes fâché avec les légumes et les fruits (profil 3)

Les légumes et les fruits ? Très peu pour vous. Peut-être est-ce dû à un manque d'habitude ou à des blocages liés à de mauvais souvenirs d'enfance (les choux de Bruxelles des cantines scolaires ont fait beaucoup de dégâts...) ? À moins, tout simplement, que vous ne les trouviez insipides et n'éprouviez aucun plaisir à en manger. Nous allons vous mettre en appétit avec des solutions toutes simples pour rendre les fruits et légumes gourmands et sexy (pp. 32, 39,45, 51) !

Partie 1

Les fruits et les légumes, de quoi on parle ?

On ne cesse de nous le répéter : les légumes et les fruits sont la clé de voûte d'une alimentation équilibrée. D'ailleurs, il faudrait en manger au minimum 5 par jour pour être au top. Quels sont les bienfaits de ces précieux végétaux, comment les choisir et les cuisiner ? On vous explique tout et on vous donne des astuces futées pour manger vitaminé.

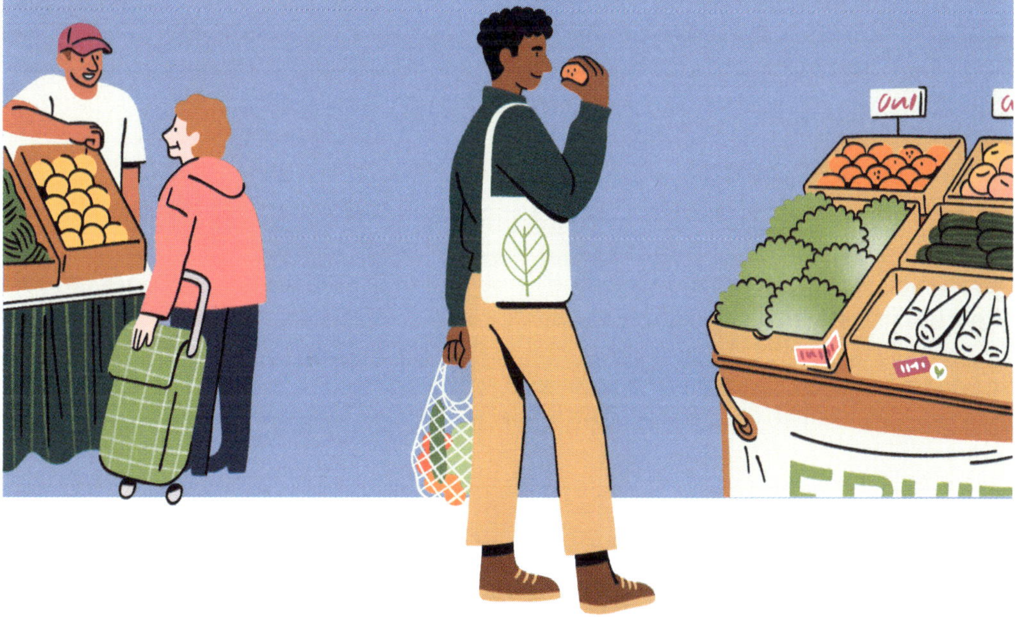

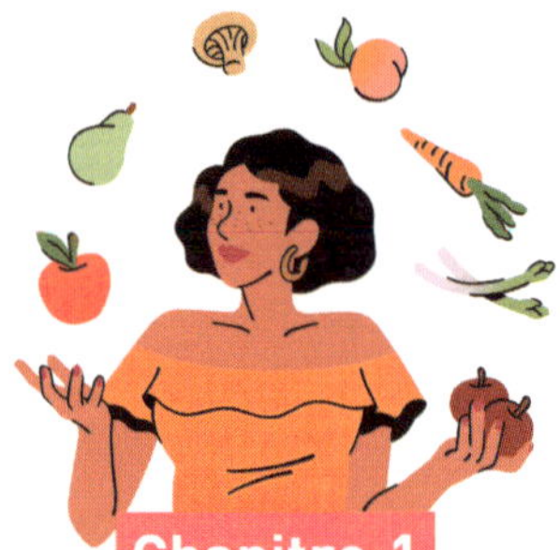

Chapitre 1

Pourquoi manger 5 légumes et fruits par jour ?

« Mangez 5 légumes et fruits par jour »... Cette recommandation qui n'aura certainement échappé à personne a pour but de nous inciter à consommer des aliments riches en vitamines, en minéraux et en fibres, indispensables à l'organisme, et qui offrent une incroyable palette de saveurs. Bref, tout ce qu'il faut pour concilier santé et plaisir.

Demandez le programme !

Lancé en 2001, le Programme national nutrition et santé (PNNS) a instauré neuf repères pour avoir une alimentation équilibrée et améliorer sa santé, dont le célèbre « 5 légumes et fruits par jour ». Un slogan désormais bien ancré dans tous les esprits, à défaut de s'être installé dans les habitudes alimentaires de tous les Français. Et c'est bien dommage, car les légumes et les fruits méritent vraiment une place privilégiée dans nos assiettes.

Encore un petit effort

Les recommandations du PNNS ont été créées à la suite d'enquêtes qui soulignaient la forte baisse de consommation des légumes et des fruits en France. Depuis, le Centre de recherches pour l'étude et l'observation des conditions de vie (CREDOC) continue de scruter nos comportements alimentaires. Le dernier rapport de 2019 indique une légère inversion des tendances. C'est une bonne nouvelle ! Car, on ne le répétera jamais assez, « manger 5 légumes et fruits par jour » est indispensable à l'organisme pour couvrir ses besoins nutritionnels en vitamines, en minéraux et en fibres et être en bonne santé. Nous allons vous expliquer pourquoi.

Mais en pratique, 5 légumes et fruits par jour, c'est quoi ?

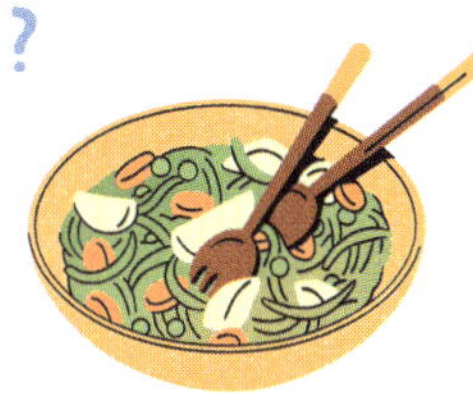

Soyons clair ! Lorsqu'on dit « 5 légumes et fruits », on ne raisonne pas en nombre de fruits ou de légumes. Par exemple, une pastèque entière ne compte pas pour *un* fruit dans une journée. En réalité, il faut parler de « portion », chacune correspondant à environ 80 g ou 100 g de légumes ou de fruits. Dans une journée, on peut donc consommer, en fonction de ses goûts et de ses envies, 3 portions de légumes et 2 portions de fruits, ou encore 4 portions de légumes et 1 de fruit ou 2 de légumes et 3 de fruits. L'important est d'alterner et de varier le plus possible, afin de bénéficier de tous les bienfaits des végétaux.

Une portion, c'est :

- Un quart d'assiette.
- Le volume d'un petit bol.
- Une assiette de soupe.
- Le volume d'un poing.
- Une tomate, une poignée de haricots verts, une petite pomme, deux abricots, une poire ou une grosse poignée de cerise.

IL VAUT MIEUX LE SAVOIR

Le PNNS recommande aussi de consommer au moins deux fois par semaine des légumes secs (lentilles, pois et haricots secs, fèves sèches, pois chiches...) et une petite poignée de fruits à coque (amandes, noisettes, noix) non salés par jour.

Pas d'alimentation équilibrée sans fruits et légumes

Une alimentation équilibrée est une alimentation variée qui permet de couvrir tous les besoins en macronutriments et micronutriments nécessaires à l'organisme.

- **Les macronutriments** (glucides, lipides et protéines) fournissent l'énergie dont le corps a besoin pour bien fonctionner. Ils sont indispensables aux fonctions vitales : fabrication et entretien des tissus, production d'hormones, d'anticorps, etc.
- **Les micronutriments,** c'est-à-dire les vitamines, les minéraux et les oligoéléments, ne procurent pas d'énergie, mais leur rôle est prépondérant dans de nombreux processus physiologiques (systèmes nerveux, cardiovasculaire ou immunitaire notamment). Ils doivent être apportés par l'alimentation, car la majorité d'entre eux ne peuvent pas être synthétisés par le corps.

Parce qu'ils sont précisément riches en fibres et en micronutriments que l'organisme est incapable de fabriquer, on comprend mieux pourquoi manger plus de fruits et légumes est nécessaire.

LA PYRAMIDE ALIMENTAIRE

Cette pyramide offre une vue d'ensemble de l'équilibre alimentaire d'une journée. Ses différents étages représentent les groupes d'aliments dans lesquels il faut puiser chaque jour. Les plus importants figurent à la base, les moins indispensables trônent au sommet. Simple, non ?

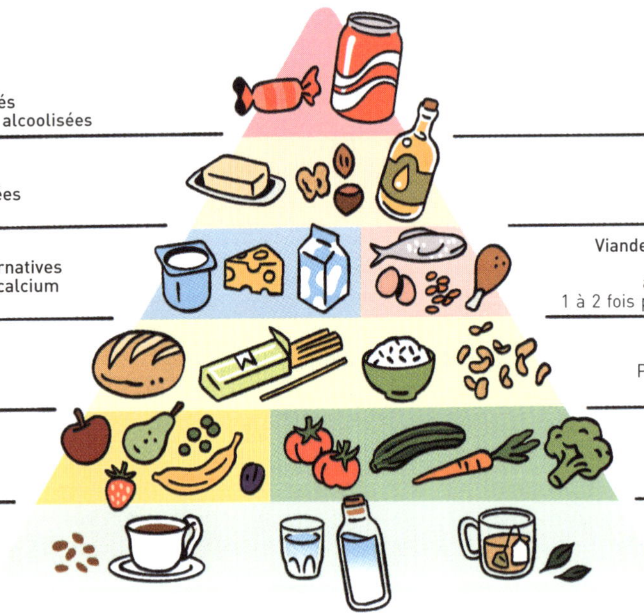

ÉQUILIBRER SON ASSIETTE EN UN COUP D'ŒIL

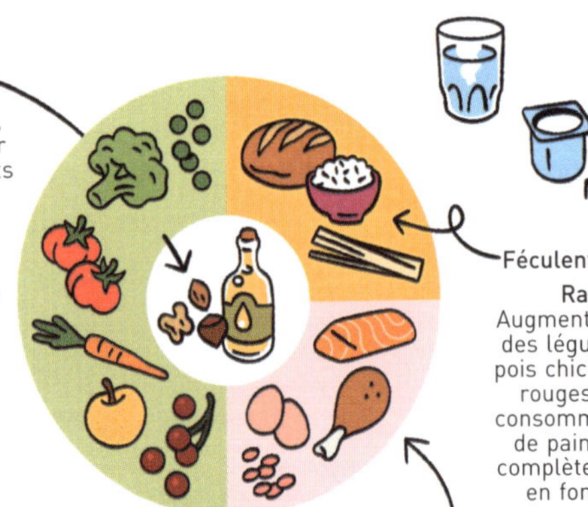

Des bonnes graines
Rappel du PNNS
Aller vers l'huile d'olive, colza et noix. Augmenter la consommation de fruits oléagineux.
Rappel du PNNS
2 portions par jour
Légumes
Féculents ou légumineuses
Rappel du PNNS
Augmenter la consommation des légumineuses (lentilles, pois chiches, haricots blancs, rouges...). Aller vers une consommation plus régulière de pain complet, céréales complètes à chaque repas et en fonction de l'appétit.
Protéines animales ou végétales
Rappel du PNNS
Réduire la consommation des viandes rouges et des charcuteries. Alterner la consommation de poissons gras et maigre.

Que nous apportent les légumes et les fruits ?

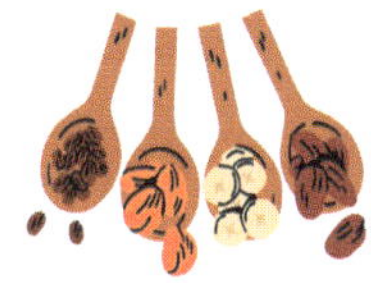

LE BON CONSEIL DE

Dr.Good!

Pour augmenter ses apports en protéines végétales

On mise sur les légumineuses (pois chiches, lentilles, haricots blancs, rouges...) qui ont une teneur importante en protéines (en moyenne 7 g pour 100 g de légumineuses cuites) ou sur les graines de soja dont le taux de protéines végétales est le plus riche, en moyenne 35 g pour 100 g. Les fruits à coque aident aussi à compléter les apports en protéines.

Dans la famille des macronutriments

Les protéines et les lipides

Ce n'est pas le point fort des légumes verts et des fruits frais. On ne compte en effet que 1 g de protéines et des traces de lipides pour 100 g de légumes. En comparaison, la teneur en protéines pour 100 g de bœuf est de 22 g. Toutefois, certains légumes font figure d'exception. C'est le cas des petits pois qui en contiennent 5,8 g, du brocoli et du chou kale, environ 4 g, ou encore de l'artichaut qui en apporte 3 g pour 100 g. Quant aux fruits, ils ne renferment que des traces de protéines et de lipides.

Les glucides

Les légumes et les fruits sont composés d'eau (80 à 90 % de leur poids) et de glucides. S'ils ne fournissent que peu d'énergie, les fruits sont toutefois plus riches en glucides que les légumes. On en trouve de deux sortes. Une majorité de glucides dits « simples », en moyenne 12 g pour 100 g, sous forme de fructose, saccharose et glucose, et des glucides dits « complexes » fournis par les fibres. Pour éviter de consommer trop de glucides simples, on tâche de ne pas manger plus de 2 à 3 portions de fruits par jour.

Les légumes, quant eux, apportent 5 g de glucides pour 100 g en moyenne. Leur apport en calories est donc faible. Alors, pas de raison de s'en priver...

Les fibres

Si elles font bien partie de la famille des glucides, les fibres n'apportent pas d'énergie, car ce sont des polysaccharides qui ne peuvent être ni digérés, ni assimilés. En revanche, elles jouent un rôle majeur tout le long de leur parcours dans le tube digestif (voir p. 13). Les légumes et les fruits en sont très riches : de 0,5 g à 8 g pour 100 g. Il existe deux

LE BON CONSEIL DE

Dr.Good!

On consomme les fruits séchés avec modération car ils sont très concentrés en glucides. On reste également prudent avec les jus de fruits qui sont eux aussi très sucrés et pauvres en fibres. À titre d'exemple, un verre de jus d'orange de 200 ml apporte en moyenne 19 g de glucides (soit l'équivalent de 4 sucres).

formes de fibres, chacune agissant différemment (voir p. 13) : les fibres solubles, constituées de pectine et d'inuline présentes dans la peau et les pépins des fruits, et les fibres insolubles, composées de cellulose, d'hémicellulose et de lignine que l'on trouve dans la peau des légumes et des fruits.

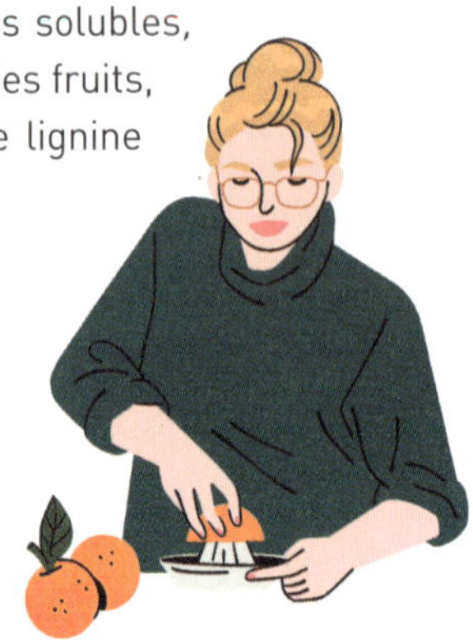

Dans la famille des micronutriments

Les vitamines

Les légumes et les fruits sont des concentrés de vitamines.

- Ils sont la source quasi exclusive de vitamine C (ou acide ascorbique), puissant antioxydant et soutien de notre immunité. Champions toutes catégories en vitamine C : le cassis, les agrumes, le kiwi, les poivrons rouge et vert, le brocoli et le chou-fleur.
- On trouve surtout la provitamine A, ou bêta-carotène (transformée en vitamine A par le foie), dans la mangue, l'abricot et le melon à chair orange, mais aussi dans la carotte, le potiron, la laitue et l'épinard. Elle joue un rôle clé pour la vision et la peau.
- Pour faire le plein de vitamine B9 (ou acide folique), primordial durant la grossesse, on se tourne vers les légumes feuilles, en particulier les épinards et la laitue, mais aussi le poireau et le chou-fleur, la fraise et la mangue.
- Pour la vitamine K1, qui intervient dans la coagulation sanguine, on consomme des légumes feuilles et des légumes de la famille du chou et, pour la vitamine D, des champignons de Paris, des cèpes et des morilles.
- Les légumes et les fruits contiennent aussi des vitamines E, B1, B2, B3, B5, B6, B8, mais en moindre quantité. Quant à la vitamine B12, elle est la seule à être absente des végétaux.

Les minéraux et les oligoéléments

La richesse des légumes et des fruits en potassium – indispensable à la contraction musculaire donc à l'activité du cœur – est remarquable, avec une mention spéciale pour les épinards, le chou-fleur et la banane. Les végétaux fournissent aussi beaucoup de magnésium, essentiel au bon fonctionnement de l'organisme, en particulier les légumes à feuilles vert foncé, la banane et le kiwi. Bon nombre de légumes comme les épinards, le cresson, le chou kale, le chou chinois, le chou vert et les haricots verts sont riches en calcium. Du côté des fruits, c'est l'orange qui en offre

DITES-MOI DR.GOOD ?

Fibres solubles ou insolubles en cas de côlon irritable ?

Environ 5 % de la population est atteinte du « syndrome du côlon irritable » (constipation et/ou diarrhée en alternance, douleurs, ballonnements). À ce jour, il n'a pas été démontré qu'un type de fibres était à privilégier plutôt qu'un autre. Certaines personnes sont soulagées avec les fibres solubles, alors que d'autres le sont avec des fibres insolubles. Seul un médecin ou un diététicien peut aider à personnaliser le régime alimentaire.

le plus. Enfin, certains légumes renferment du fer (petits pois, épinards), mais l'action de celui-ci est moindre, car il est moins bien absorbé par l'organisme que le fer contenu dans les viandes.

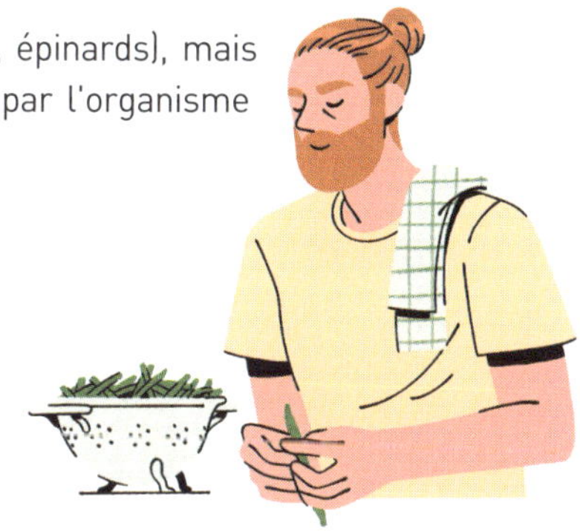

On a tout à gagner à manger plus de légumes et de fruits

On limite sa consommation de calories...

Rien de telle qu'une belle assiette bien pleine pour avoir envie de passer à table. Problème, à volume égal, tous les aliments n'apportent pas le même nombre de calories ! C'est ce qu'on appelle la « densité énergétique » d'un aliment. Ceux qui fournissent peu de calories pour 1 g ont une densité énergétique faible, contrairement à ceux dont le nombre de calories pour 1 g est plus élevé. Ainsi, à calorie équivalente, un aliment de forte densité énergétique (souvent pauvre en eau, riche en sucre et en graisses) offre moins de volume dans l'assiette qu'un aliment ayant une faible densité énergétique, car gorgé d'eau et de fibres. Voilà pourquoi manger des fruits et des légumes permet d'augmenter le volume de son assiette sans ingérer beaucoup de calories, mais aussi d'accroître le temps de mastication et donc la durée du repas, de sentir son estomac se remplir, tout en éprouvant plaisir et plénitude.

... tout en étant plus vite rassasié

En plus, grâce aux fibres qu'ils contiennent, les fruits et les légumes ont un fort pouvoir rassasiant. Lorsqu'elles arrivent dans le tube digestif, les fibres, gorgées d'eau ou transformées en gel visqueux augmentent le volume du bol alimentaire. On se sent ainsi repu, satisfait, notre cerveau le perçoit et nous dicte d'arrêter de manger.

On soigne son transit

Aujourd'hui, la consommation quotidienne de fibres est estimée à environ 15 g, alors qu'elle devrait être de 30 g, selon les autorités de santé. En cause ? Les aliments ultratransformés pauvres en fibres alimentaires. Le manque de fibres entraîne un ralentissement du transit (constipation avec risque de diverticules et d'hémorroïdes). Quels sont précisément les effets des fibres sur le transit ? Au contact de l'eau et des sucs digestifs, les fibres solubles forment un gel visqueux qui tapisse les parois de la muqueuse intestinale, ce qui facilite le parcours des matières fécales dans

PRÊT À AUGMENTER VOTRE APPORT EN FIBRES ?

Mieux vaut y aller progressivement pour que les intestins s'habituent. Commencez par consommer plus de légumes et de fruits cuits, avant d'introduire plus de crudités.

le côlon. Les fibres insolubles, quant à elles, ne se dissolvent pas mais peuvent absorber jusqu'à 20 fois leur volume en eau, entraînant une augmentation du volume des selles et une accélération du transit.

On entretient son microbiote

On sait aujourd'hui que le microbiote (la flore intestinale) participe aux fonctions digestives, métaboliques, immunitaires, neurologiques, et endigue la prolifération de bactéries pathogènes. Bien le nourrir est donc primordial. Certaines fibres, principalement solubles, dites prébiotiques, jouent ce rôle. Elles sont fermentées dans le côlon par des bactéries intestinales, ce qui engendre une production de gaz et d'acides gras dont une partie sert à nourrir la flore bactérienne. Bien nourries, les « bonnes bactéries », notamment les bifidobactéries et les lactobacilles, se développent et peuplent l'intestin. Les légumes et les fruits les plus concentrés en prébiotiques sont l'ail, l'asperge, la banane, la chicorée, le salsifis, le topinambour, le poireau, l'oignon et l'artichaut.

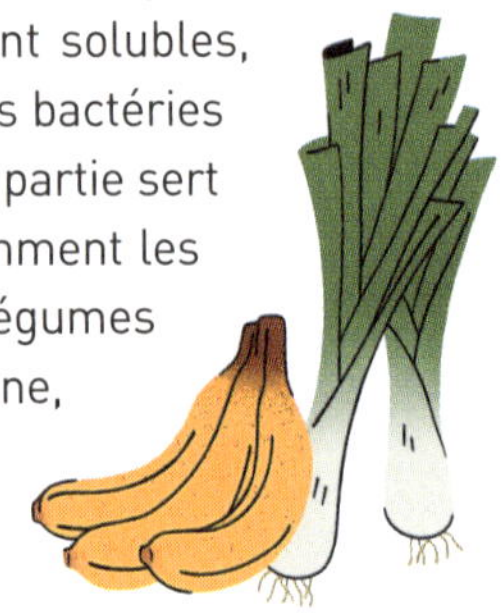

On régule son taux de cholestérol

Grâce au gel visqueux qu'elles forment avec l'eau, les fibres solubles emprisonnent le cholestérol et empêchent ainsi son absorption. Ce sont les fibres de la pomme, de la carotte et du coing qui ont montré les meilleurs résultats hypocholestérolémiants.

On prévient le cancer du côlon et du rectum

Les bienfaits des fibres sont aussi attestés dans la prévention du cancer colorectal. En effet, de nombreuses études ont montré que les populations consommant peu de fibres et ayant une alimentation riche en viandes et en matières grasses présentent un fort taux de cancer colorectal, contrairement à celles qui favorisent les légumes, les fruits et les céréales complètes. Cela serait dû à la fermentation des fibres solubles qui produisent du butyrate, un acide gras qui protège l'intégrité des cellules intestinales. La concentration en vitamines A, C et E dans les légumes et les fruits jouerait aussi un rôle protecteur.

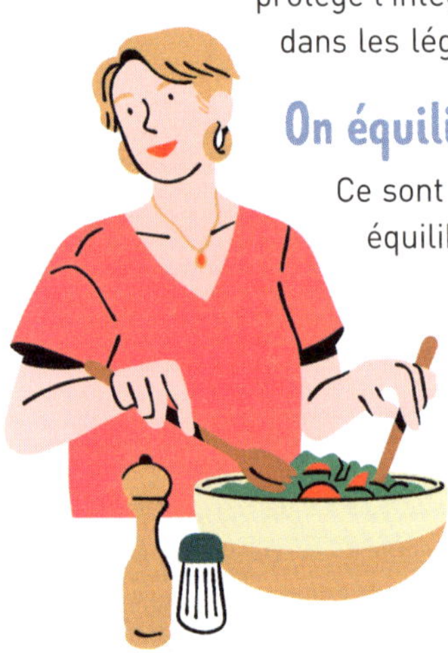

On équilibre sa glycémie

Ce sont les fibres solubles qui sont encore une fois mises à contribution pour équilibrer sa glycémie (le taux de sucre dans le sang) ! Le gel qu'elles produisent capture les molécules de sucre ingérées et ralentissent leur absorption, ce qui permet d'éviter les pics de glycémie, c'est-à-dire une élévation rapide du taux de sucre dans le sang. Or, ces pics, s'ils sont importants et répétés, exposent à un risque accru de diabète. En plus, les légumes et les fruits ont un **index glycémique** bas. Rappelons que l'index glycémique d'un aliment correspond à sa capacité à élever la glycémie dans le sang. Il peut varier de **1 à 100**

(100 correspond au glucose). Les aliments à index glycémique élevé libèrent très rapidement de l'énergie dans le sang. Le pancréas sécrète alors de l'insuline, ce qui favorise le stockage du sucre sous forme de graisse. Au contraire, les aliments à index glycémique bas, comme les légumes et les fruits, libèrent de l'énergie en continu. Résultat : finies les montagnes russes qui nous font passer de l'hyperglycémie à l'hypoglycémie avec son cortège de fatigue, fringales et envies de sucre.

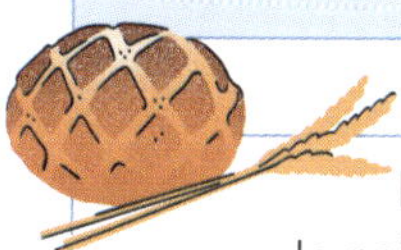

Index glycémique (IG) de quelques aliments
IG faible : < 55
La majorité des fruits, tous les légumes, les céréales en grains, le pain intégral, les légumineuses, les fruits oléagineux, la patate douce...
IG modéré : entre 56 et 69
Les abricots, la banane, les cerises, le melon, la papaye, les fruits au sirop, les produits à base de céréales complètes, la pomme de terre cuite à la vapeur avec la peau, le riz basmati, le sucre blanc...
IG élevé : > à 70
Les dattes, la pomme de terre cuite au four ou à l'eau, le pain blanc, les biscottes, la galettes de riz soufflé...

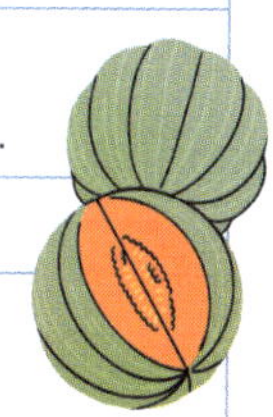

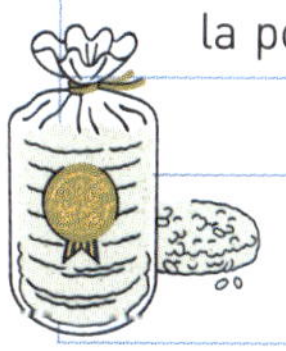

On s'hydrate, encore et encore

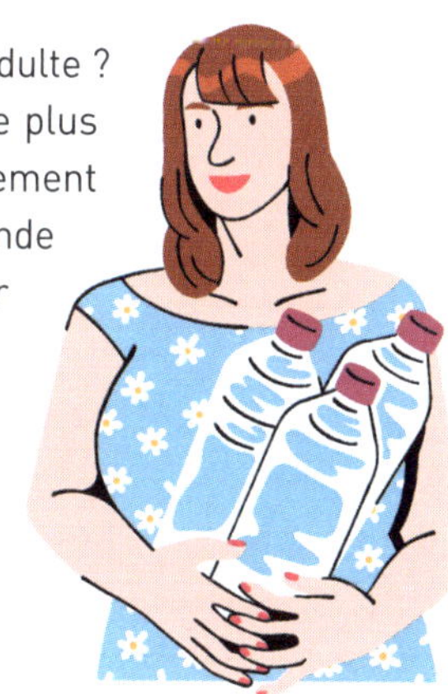

Savez-vous que l'eau représente environ 60 % du poids du corps d'un adulte ? Elle est essentielle à la vie. D'ailleurs, il nous est impossible de vivre plus de trois jours sans en boire. On estime que le corps perd quotidiennement jusqu'à 2,6 litres d'eau. Boire 1,5 litre d'eau par jour (ce que recommande l'ANSES*) ne suffit pas à couvrir ces pertes. Il faut donc compter sur l'alimentation. Si les viandes, ainsi que les poissons, contiennent 65 % d'eau, les céréales et les légumes secs environ 12 %, les légumes et les fruits frais en sont composés à 80 %. Certains battent des records, comme le concombre, la courgette, la tomate, le radis, les salades et l'endive. Parmi les fruits, le melon, la pastèque et les fraises sont des champions. Alors profitez-en et mangez de l'eau !

* Agence nationale de sécurité sanitaire de l'alimentation, de l'environnement et du travail.

On réduit sa tension artérielle

L'hypertension artérielle est l'un des principaux facteurs de risque des maladies cardiovasculaires. S'il existe des prédispositions génétiques, des études montrent aussi qu'une consommation excessive d'aliments transformés, riches en sel (chlorure de sodium), peut favoriser l'hypertension artérielle, alors qu'une alimentation faisant la part belle aux légumes et aux fruits permet de la réduire. C'est la quantité importante en potassium contenue dans les légumes et les fruits qui aurait un effet hypotenseur. En effet, pour réduire la tension artérielle, il est nécessaire que le taux de potassium sanguin soit supérieur à celui du sodium. CQFD !

On prévient l'ostéoporose

L'ostéoporose est une maladie qui fragilise l'os et qui a pour conséquence d'augmenter les risques de fractures. Pour protéger son capital osseux, on mise sur une alimentation riche en calcium, indispensable à la minéralisation du squelette. Si les sources principales en calcium sont les produits laitiers et les légumineuses, on peut aussi compter sur les légumes à feuilles vertes et les crucifères (tous les légumes de la famille du chou, le cresson, le navet, le radis noir).

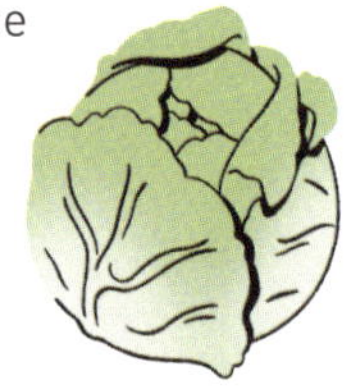

On lutte contre le stress oxydatif et le vieillissement

Le stress oxydatif résulte d'un déséquilibre entre une surproduction de radicaux libres (des molécules dérivées de l'oxygène et produites naturellement par l'organisme) et un déficit d'antioxydants dont le rôle est de les neutraliser. Il peut avoir des conséquences néfastes sur la santé : vieillissement accéléré, aggravation de maladies chroniques, etc. Alors, pour protéger les cellules du stress oxydatif, on fait le plein d'antioxydants que l'on trouve dans... les légumes et les fruits ! Ces antioxydants ce sont d'une part les vitamines C et A qui freinent le processus de vieillissement des cellules et protègent de l'apparition du cancer du poumon et de la vessie et, d'autre part, la vitamine E qui limite la peroxydation des acides gras essentiels (oméga-3 et oméga-6) et protège les membranes cellulaires et les globules rouges. Sans oublier les pigments qui sont dotés de superpouvoirs antioxydants (voir ci-contre).

LE BON CONSEIL DE Dr. Good!

Les nutriments des légumes et des fruits se concentrent principalement dans et sous leur peau. Malheureusement, c'est là aussi que les résidus de pesticides sont le plus concentré. Il vaut mieux donc opter pour le bio dont on peut consommer la peau, ou laver et éplucher les légumes et les fruits issus de l'agriculture conventionnelle avant de les consommer.

On suit le code couleur

La nature est décidemment bien faite ! Elle a doté les légumes et les fruits de pigments naturels qui leur donnent une couleur éclatante, chacune correspondant à un antioxydant. Varier les couleurs dans votre assiette, c'est garantir à votre organisme l'apport de tous les éléments nutritifs dont il a besoin, tout en vous faisant plaisir.

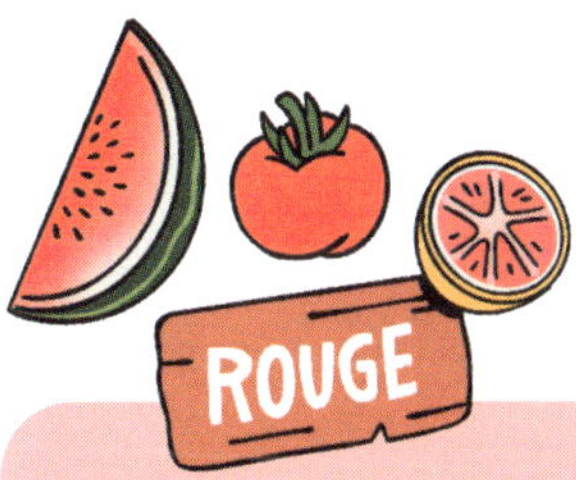

Les composés : bêta-carotène, lycopène.
Bienfaits : possibles effets protecteurs contre le cancer de la prostate, diminution du taux de lipides dans le sang, protection de la peau contre les UV, réduction des signes du vieillissement (rides).
Sources : tomate, papaye, pamplemousse rose, pastèque, etc.

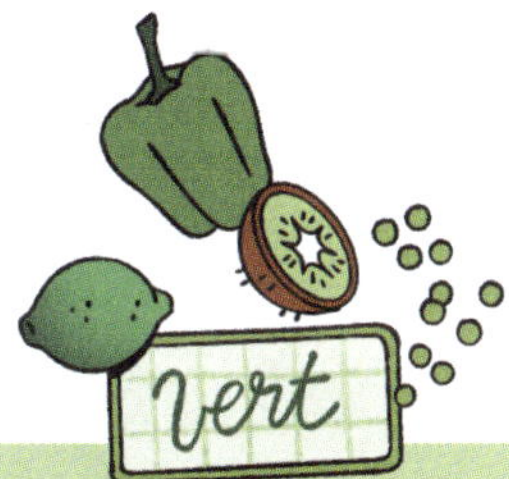

Les composés : lutéine et zéaxanthine.
Bienfaits : réduction des risques de cataracte et de dégénérescence maculaire liée à l'âge.
Sources : épinards, asperges, brocoli, petits pois, cresson, poivron vert, kiwi, raisin vert, citron vert.

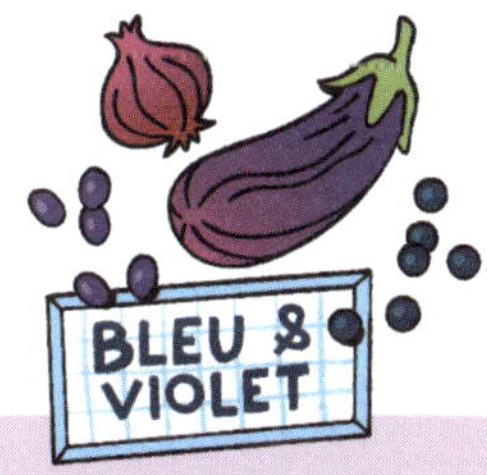

Les composés : anthocyane.
Bienfaits : meilleure résistance des vaisseaux sanguins et lymphatiques, lutte contre l'altération du collagène, rôle anti-inflammatoire, amélioration de la vision nocturne.
Sources : myrtilles, mûres, cassis, raisin noir, aubergines, chou rouge, oignon violet.

Les composés : bêta-carotène, flavonoïdes.
Bienfaits : protection contre le vieillissement prématuré des yeux et de la peau, prévention cardiovasculaire, renfort du système immunitaire.
Sources : carotte, courge, poivron jaune, rutabaga, orange, mandarine, melon, mangue, abricot, ananas, pêche, papaye, citron.

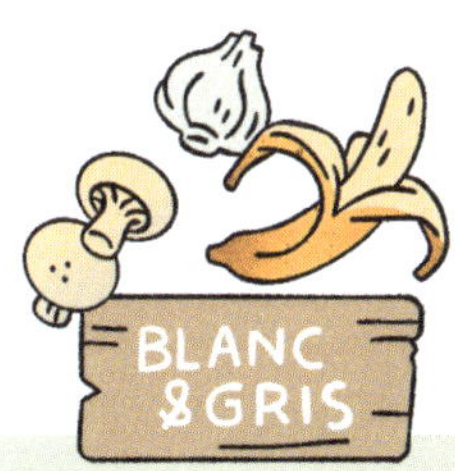

Les composés : allicine, potassium.
Bienfaits : effet protecteur contre les cancers de l'estomac et de l'intestin (allicine) et régulation du rythme cardiaque et de la pression artérielle (potassium).
Sources : banane, litchi, ail, oignon, navet, chou-fleur, céleri-rave, champignon.

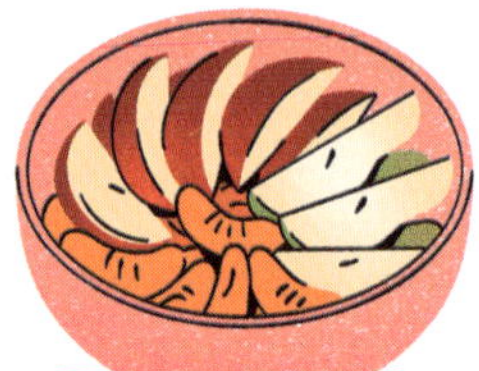

Chapitre 2

On les savoure sous toutes les formes

Consommer des légumes et des fruits frais de saison, c'est la garantie de faire le plein de vitamines et de minéraux, tout en profitant de saveurs et de textures incomparables. Mais si pour varier ses menus ou parce que c'est plus pratique, on opte parfois pour des fruits et des légumes surgelés ou en conserve, pas de culpabilité ! L'important, c'est d'en manger.

Pourquoi frais et de saison c'est mieux ?

Ils ont plus de goût

Vous avez déjà mangé des fraises ou des tomates en hiver ? Elles sont fades, non ? Pas étonnant, puisque les produits importés sont cueillis avant maturité et continuent de mûrir durant le transport. En plus, ils sont souvent ultratraités pour faciliter leur conservation. *A contrario*, les légumes et fruits de saison arrivent sur les étals quelques jours seulement après leur récolte. Ils ont poussé sous un climat adapté et sont mûrs à point.

On apporte à son corps ce dont il a besoin

La nature nous offre à chaque saison ce dont le corps a le plus besoin. Par exemple, en hiver, pour lutter contre le froid et les microbes, les vitamines et les minéraux sont plus nécessaires que jamais. Les agrumes, concentrés en vitamine A, C et E, sont là pour booster le système immunitaire. L'été, les fruits et légumes gorgés d'eau nous fournissent de quoi nous hydrater.

FRAIS : ATTENTION FRAGILE !

Les légumes et les fruits frais sont fragiles. Une fois récoltés, leurs qualités organoleptiques (apparence, odeur, goût, texture) se dégradent vite, leur teneur en vitamines et en minéraux diminue à cause de leur sensibilité à la lumière, à la chaleur et à l'air. Pour limiter les pertes, on les stocke dans un endroit frais et on les consomme le plus rapidement possible. Reportez-vous au tableau p. 30 pour en savoir plus sur les meilleurs modes de conservation.

On absorbe plus d'antioxydants, de vitamines et de minéraux...

Un fruit ou un légume qui arrive naturellement à maturité contient plus de nutriments. Pour se protéger des agressions extérieures, il a développé de nombreux éléments nutritifs (antioxydants, vitamines et minéraux).

... et moins de pesticides et d'engrais chimiques

Hors saison, les produits proviennent de cultures « forcées ». L'intensité lumineuse n'est pas suffisante, le climat est plus rude et les plantes sont moins résistantes aux insectes et aux maladies. Pour favoriser leur développement et les protéger, il est donc nécessaire de recourir massivement aux pesticides et aux engrais. À l'inverse, plus les légumes et les fruits sont cultivés à la bonne saison, moins ils subissent de traitements, ce qui est meilleur pour la santé.

On fait du bien à son porte-monnaie...

C'est la loi du marché ! Plus les fruits et légumes sont rares, ont dû voyager et ont nécessité de traitements pour se développer, plus leur prix au kilo est élevé. En revanche, les produits de saison sont abondants sur les étals, donc moins chers.

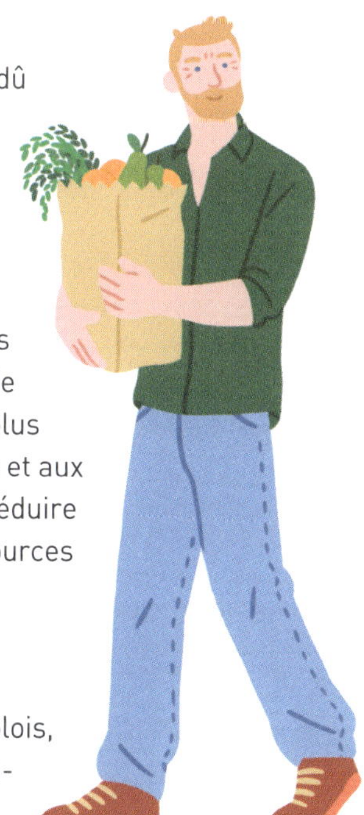

... et à la planète

Les fruits et légumes hors saison nécessitent plus de tout ! Plus d'emballage, plus d'énergie pour leur faire parcourir des milliers de kilomètres ou pour chauffer des serres, plus d'eau, plus d'engrais, plus de pesticides. Sans compter, à l'arrivée, les pertes liées aux transports et aux multiples manipulations. Consommer des produits de saison, c'est réduire le bilan carbone, limiter le gaspillage alimentaire et préserver les ressources de la planète.

On privilégie les circuits courts

Consommer de saison c'est aussi stimuler l'économie locale et les emplois, contribuer à l'entretien des terroirs, soutenir les agriculteurs et découvrir les bons produits de sa région.

Et le bio dans tout ça ?

On consomme encore moins de pesticides

Aujourd'hui, les risques d'intoxications auxquels sont exposés les agriculteurs, notamment lors des manipulations de pesticides, sont reconnus. En revanche, la dangerosité de ces produits sur le long terme est plus difficile à mettre en évidence, du fait des nombreux autres polluants présents dans l'environnement. On les suspecte toutefois d'être responsables de l'augmentation de certains cancers et de maladies neurologiques. Il est donc préférable d'en réduire la consommation et à plus forte raison pour les femmes enceintes et allaitantes, et les enfants.

On contribue à favoriser la biodiversité

On le sait bien, les pesticides et les engrais chimiques sont préjudiciables à l'environnement et mettent en danger certaines espèces animales. L'agriculture biologique, elle, a recours à des matières organiques pour fertiliser les sols et éloigner les parasites, ce qui favorise la biodiversité et restaure les écosystèmes naturels. En plus, les producteurs bio alternent des cultures différentes sur une même parcelle, ce qui évite l'appauvrissement des sols.

DITES-MOI DR.GOOD ?

Comment fait-on mûrir des fruits plus vite ?

Il suffit de les placer à côté de pommes, de poires, d'abricots, de pêches ou d'avocats. Ces fruits produisent une forte quantité d'éthylène, un gaz qui stimule leur maturation ainsi que celle des fruits qui sont à leur contact. Vos kiwis ne sont pas à point ? Enfermez-les dans un sac avec une pomme, laissez-les ainsi un à trois jours et ils seront parfaitement mûrs.

Surgelés, en conserve ou en sachet : que choisir ?

Manque d'idées ou de temps pour préparer des légumes ou des fruits frais ? Pas de problème, choisissez-les surgelés, en conserve ou en sachet. Ils permettent de varier les menus et de cuisiner plus vite. On fait le point sur les différents modes de conservation.

Les surgelés : c'est pas si mal

Les fruits et les légumes sont surgelés à pleine maturité, immédiatement après leur récolte. Grâce à ce procédé, leurs qualités organoleptiques et nutritionnelles sont préservées et restent assez proches de leurs valeurs initiales. Si certains subissent une légère perte en vitamines et minéraux, c'est surtout lorsqu'ils sont blanchis avant d'être surgelés. Quant aux éventuelles modifications de couleurs et/ou de saveurs, elles sont dues à la détérioration des pigments et des molécules volatiles responsables du goût. Conclusion : si on tient à manger des produits d'été en plein hiver, mieux vaut les choisir surgelés. Ils sont plus riches en vitamines et minéraux que les légumes et les fruits mûris sous serre.

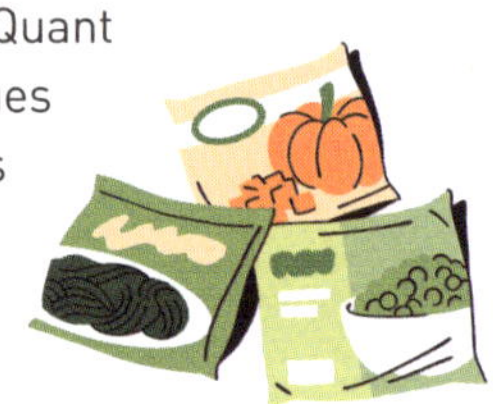

Les conserves : ça dépanne

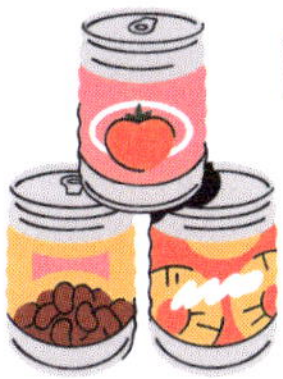

Globalement moins riches en nutriments que les fruits et légumes frais ou surgelés, les conserves constituent toutefois une façon pratique d'augmenter sa consommation de fruits et de légumes. Après avoir été lavés, épluchés, découpés et blanchis (dans le cas des légumes), ils sont placés dans un récipient auquel est ajouté un liquide riche en sel ou en sucre, avant d'être porté à une température supérieure à 100 °C pendant quelques secondes. Ainsi conservés, les légumes sont plus riches en sel (bien les rincer avant consommation !), les fruits en glucides, et les deux sont plus pauvres en minéraux et en vitamines. La chaleur détruit notamment la vitamine C.

En sachet : pourquoi pas ?

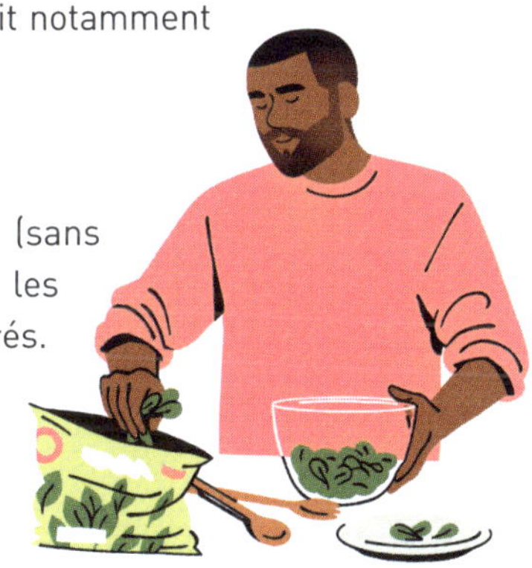

Ce sont surtout les salades et les crudités prêtes à l'emploi (sans assaisonnement) que l'on trouve sous cette forme. Après récolte, les légumes sont trempés dans un bain chloré, puis rincés et essorés. Ils sont ensuite mis dans des sachets dont l'atmosphère est modifiée, avant d'être stockés à une température de 4 °C. Ainsi conditionnés, les légumes ne subissent pas beaucoup plus de pertes nutritionnelles qu'un légume proposé en vrac ou sans conditionnement.

Lactofermentés : à ne pas négliger

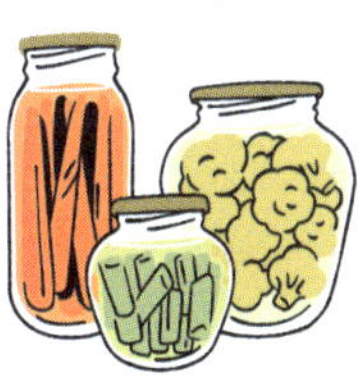

Cette méthode de conservation artisanale est très ancienne. Elle consiste à déposer des légumes dans un bocal et à les recouvrir d'une saumure (mélange d'eau et de sel), et cela n'entraîne pas de pertes en nutriments. Au contraire ! Elle favorise même l'assimilation de certains d'entre eux qui s'enrichissent en prébiotiques (voir p. 14). Le goût des aliments est en revanche plus acidulé. Les versions industrielles sont moins intéressantes sur le plan nutritionnel du fait de l'ajout de sucre et de conservateurs, et de la pasteurisation qui occasionne des pertes en nutriments.

Et les légumes et fruits séchés ?

À la suite d'un séchage soit dans des fours soit sur des séchoirs avec ou sans sulfites, les légumes et les fruits perdent 80 à 90 % de leur eau. Leurs valeurs nutritionnelles et organoleptiques s'en trouvent grandement modifiées. La vitamine C est détruite tandis que les teneurs en minéraux (potassium, magnésium) et les apports en glucides sont concentrés (voir p. 11). Les fruits et les légumes ainsi séchés perdent de la couleur et une grande partie de leurs odeurs. En revanche, leur goût est exacerbé.

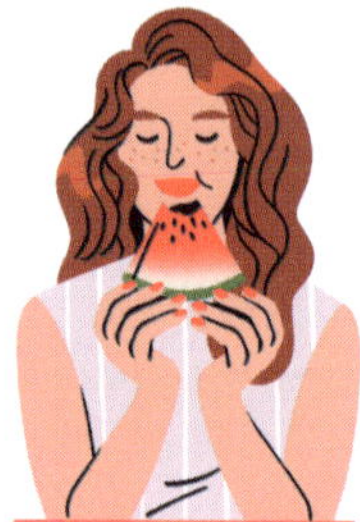

Chapitre 3

On apprend à en consommer davantage

Maintenant que vous savez pourquoi manger plus de légumes et de fruits est bon pour la santé, comment faire pour en consommer régulièrement ? Eh bien, c'est facile, ça ne prend pas forcément beaucoup de temps et, en plus, il existe de multiples façons de les cuisiner pour le bonheur des papilles.

Comment leur accorder plus de place dans son assiette ?

On fait des listes

Notez les légumes et les fruits que vous consommez le plus souvent et associez-y des nouveautés au fur et à mesure. Ces listes seront de véritables pense-bêtes pour les courses et vous serez content de les enrichir au fil de vos découvertes.

On y va progressivement

Commencez par exemple par mélanger des légumes cuits ou crus à votre plat de pâtes habituel (pâtes aux courgettes, aux brocolis, aux dés de tomates ou aux poireaux...). Pensez aussi à ajouter des légumes à votre purée de pomme de terre (carottes, céleri-rave, chou-fleur, butternut...).

On se laisse guider par ses sens

Chez votre primeur ou sur les marchés, laissez-vous tenter par toutes ces couleurs, ces textures et ces parfums. N'hésitez pas à toucher les produits si vous le pouvez, à les sentir, à les goûter, pourquoi pas ? Rien de tel pour se mettre en appétit !

On développe sa curiosité

Les goûts évoluent. Ce que vous n'aimiez pas hier peut devenir votre plat préféré demain. Alors n'hésitez pas à tester régulièrement de nouveaux légumes et fruits ou à les redécouvrir. Vous ne savez pas comment les cuisiner ? N'ayez crainte. Entre les réseaux sociaux et les sites de cuisine, il y a forcément des recettes qui vous inspireront.

On passe par une AMAP* ou on se fait livrer à domicile

Vous ne savez pas quoi acheter ou vous manquez de temps ? Pourquoi ne pas faire appel à une association d'agriculteur qui commercialise ses produits ? De nombreux sites proposent aussi des livraisons à domicile. On passe commande et le panier est livré, avec ses recettes.

On achète en petite quantité

Vous n'êtes pas sûr de votre choix ? Vous craignez de gaspiller ? N'hésitez pas à acheter vos légumes et fruits en petite quantité, voire à l'unité, et à demander conseil aux vendeurs.

On congèle ou on stérilise les produits de saison

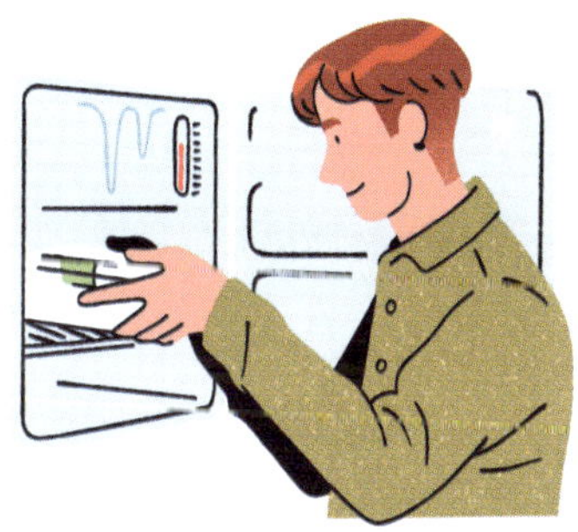

C'est à la pleine saison que les légumes et les fruits sont les moins chers. Le bon moment pour les acheter en quantité. Une partie pourra alors être consommée immédiatement et l'autre sera congelée ou mise en bocal pour varier les plaisirs les mois suivants.

On les garde à portée de vue

En ayant toujours des légumes et des fruits bien en vue dans la cuisine, on est sûr de ne pas les oublier ! En cas de fringale, ils se rappellent à vous plus vite que les biscuits rangés au fond du placard...

10 façons de les manger sans s'en lasser

En purée, soupe, gaspacho ou gratin : Il n'y a pas que la purée de pommes de terre dans la vie ! Les purées ou gratins de chou-fleur ou de carottes ont aussi la cote. L'hiver, on se réchauffe avec une bonne assiette de soupe et en été, rien ne vaut le gaspacho.

En tarte, tourte, quiche, samoussa, galettes, croquettes, cake ou flan : En plat principal, en entrée ou à l'apéro, c'est toujours un plaisir de les consommer. En plus, c'est très facile à glisser dans sa *lunch box* ou à congeler pour les avoir sous la main les jours où le temps presse.

---

* Association pour le maintien d'une agriculture paysanne.

En apéro avec des sauces ou en pickles : Un plateau de crudités accompagné d'une sauce à base de fromage blanc, ciboulette ou menthe, des tomates cerise et des pickles fait toujours son effet.

En sauces : Caviar d'aubergine, houmous à base de pois chiches et de légumes mixés, tartinades d'artichaut ou de poivrons accompagnent aussi bien les toasts que des bâtonnets de légumes. Sans oublier la sauce tomate, la fondue de poireaux ou le pesto à base de brocolis, qui se marient divinement aux plats de pâtes ou de riz.

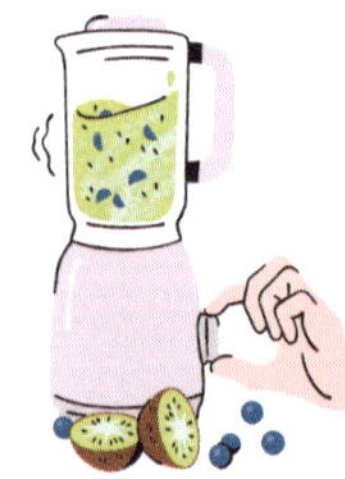

En smoothie ou en jus : Le matin ou en collation, on privilégie les smoothies de fruits ou de légumes (ou les deux mélangés) aux simples jus. Ils sont plus complets puisqu'ils contiennent toutes les fibres des végétaux. Si les gaspachos de légumes, faibles en calories, se consomment sans modération, on y va mollo avec les smoothies de fruits, riches en glucides : 1 verre de 150 ml = 1 portion de fruit.

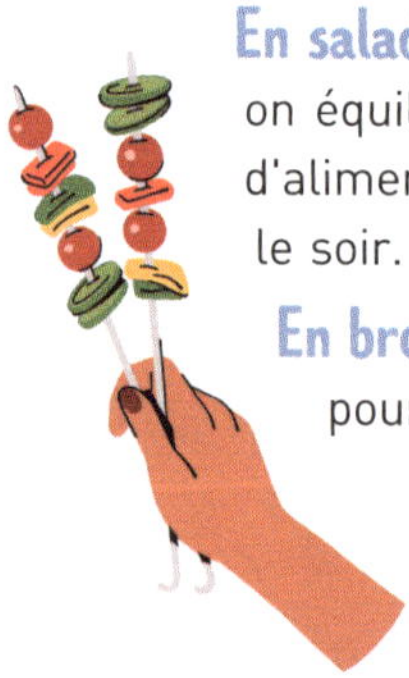

En salade et *buddha bowl* : Les possibilités sont infinies. On tient compte des saisons et on équilibre sa salade ou son *buddha bowl* (voir p. 45) en y incorporant tous les groupes d'aliments. Ainsi on obtient un repas complet, pratique à emporter le midi ou à savourer le soir.

En brochette : À l'heure du barbecue, ça change des frites, non ? Et en dessert, on opte pour des brochettes d'ananas ou d'abricots qui se marient bien avec une boule de glace.

Frites de légumes au four : Tellement facile à réaliser qu'on les adopte très rapidement. On choisit différents légumes comme des courgettes ou aubergines, par exemple, pour faire de belles assiettes arc-en-ciel (voir p. 17).

En dessert : Vous voulez épater vos amis ? Réalisez un gâteau à la carotte, un moelleux chocolat-courgettes ou une mousse au chocolat et à l'aubergine. Il y a de grandes chances pour que personne ne découvre les ingrédients utilisés mais s'en lèche encore les babines.

En les parfumant : Les épices et les herbes aromatiques sont nos alliés culinaires pour relever tous les plats de légumes et de fruits, même les plus simples, et les redécouvrir sous un nouveau jour. Lancez-vous et créez vos propres associations. Pour en savoir plus, reportez-vous à l'annexe p. 32.

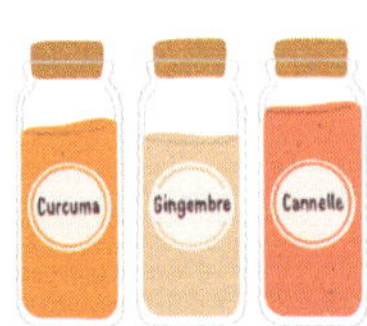

LE BON CONSEIL DE Dr.Good!

Pour réaliser un smoothie rapide au petit déjeuner ou pour une collation, mixez à l'aide d'un blender un fruit coupé en morceaux avec 100 à 150 ml de lait ou de boisson végétale. Envie d'une version plus épaisse ? Remplacez la moitié du lait par 50 à 75 g de yaourt ou de fromage blanc.

On varie les modes de préparation et de cuisson

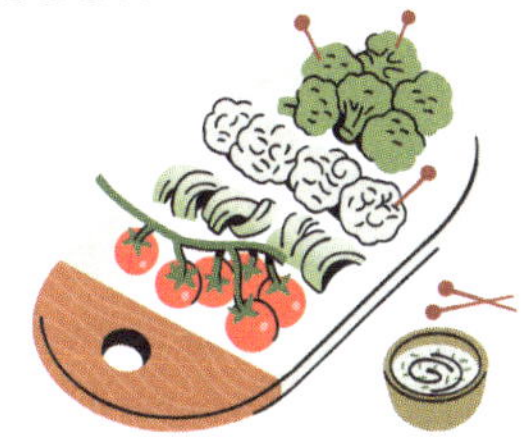

On les savoure au naturel

Consommer les fruits et légumes crus permet de profiter pleinement de tous les micronutriments dont ils regorgent et qui sont partiellement détruits à la cuisson.

Les crudités

Les salades de tomates, de concombres, les avocats et les carottes râpées… on connaît tous ! Mais il existe plein d'autres légumes à déguster en crudités. La courgette, par exemple, une fois taillée en petits dés ou en fines lamelles, fait merveille assaisonnée d'un jus de citron et d'huile d'olive. Les fleurettes de chou-fleur trempées dans une anchoïade ou une sauce à base de fromage blanc, curry ou ciboulette sont savoureuses. Elles le sont tout autant mixées pour obtenir une semoule parfaite pour un taboulé. Le brocoli peut lui aussi se métamorphoser en semoule. On pense aussi au fenouil et à son petit goût anisé qui, émincé en fines lamelles, parfume divinement les salades. Idem pour les poivrons rouges et jaunes qui apportent une touche de douceur aux salades. Et pourquoi ne pas ajouter des fruits aux salades composées ? Les myrtilles, les fraises et la pastèque se marient bien aux salades d'été, de même que les pêches ou les pamplemousses. On ose la diversité !

Les desserts de fruits crus

À la croque ou en salade, tout est possible avec les fruits ! Toutefois, en salade, on veille à associer au moins un fruit acide (agrumes, kiwi…) aux autres fruits (banane, pomme, poire…) pour empêcher ces derniers de brunir.

Au quotidien, on ne s'interdit pas les desserts gourmands faciles à réaliser. Par exemple, dans une coupe de fromage blanc, on ajoute un fruit coupé en morceaux sur lequel on verse un peu de chocolat fondu et des éclats d'amandes ou de pistaches. On peut faire de même avec des brochettes de fruits frais, un soupçon de chocolat fondu et quelques éclats de noisettes.

À chaque mode de cuisson ses avantages et ses inconvénients

La cuisson des légumes et des fruits entraîne d'inévitables pertes en nutriments. Plus le temps est long, plus la température est élevée et plus ces pertes sont importantes.

LE BON CONSEIL DE Dr.Good!

Préparez votre salade de fruits le soir, avant le repas. Épluchez et découpez trois fruits, mélangez-les ensemble. Au dîner vous en consommez un tiers, le reste est conservé au réfrigérateur dans un récipient hermétique. Le lendemain matin, même si vous êtes pressé, votre salade est prête, vous en mangez une portion au petit déjeuner et vous emportez le reste pour votre déjeuner. C'est simple de consommer trois portions de fruits par jour, non ?

Le mode de préparation modifie aussi la saveur, l'aspect et la texture des aliments. On fait le point ensemble et, pour encore plus de détails, on se reporte au tableau des temps de cuisson (p. 34).

À l'eau

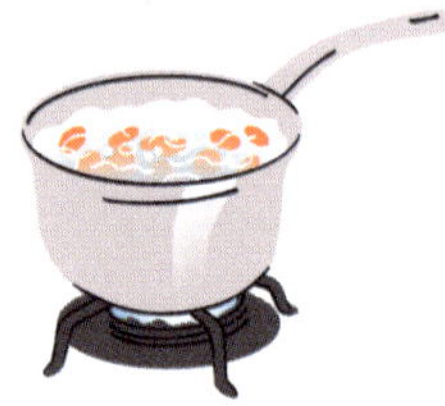

Les légumes et les fruits sont tout simplement plongés dans une grande quantité d'eau bouillante, préalablement salée ou parfumée avec des épices ou des aromates.
Avantages : Une casserole suffit et pas besoin de matière grasse.
Inconvénient : Pertes importantes en vitamine C, en vitamines hydrosolubles et en minéraux.

À la poêle

Les légumes ou les fruits coupés en morceaux sont saisis rapidement dans de la matière grasse.
Avantages : Une cuisson qui donne du croquant et une belle touche colorée aux légumes. Si elle est rapide (2 min), même à 180 °C, il y a peu de perte de nutriments.
Inconvénient : Attention aux quantités de matière grasse utilisées.

À la vapeur

Les aliments sont placés dans un panier au-dessus d'un récipient d'eau bouillante ou dans un cuit-vapeur.
Avantages : C'est le mode le plus diététique : pas de matière grasse, des pertes en nutriments minimes et des saveurs conservées.
Inconvénient : Les temps de cuisson peuvent être longs.

Sous pression

Les légumes et les fruits sont placés dans une cocotte ou un autocuiseur.
Avantage : C'est deux fois plus rapide qu'à l'eau bouillante.
Inconvénients : Les légumes sont en contact avec l'eau (sauf si on utilise un panier), d'où une perte de nutriments. Entre 110 °C à 120 °C, les pertes en vitamines sont importantes.

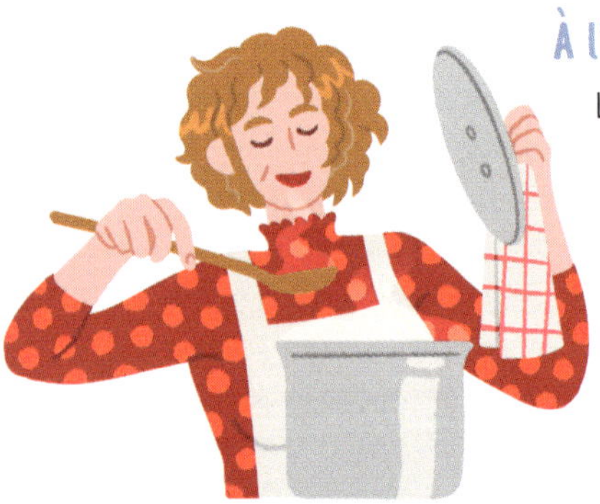

À l'étouffée

Les légumes et les fruits sont cuits dans un plat type cocotte en fonte ou tajine avec un soupçon d'eau, au four ou sur feu doux.
Avantages : Si la cuisson est douce (90 °C) et lente, la perte en nutriments est limitée. Beaucoup de saveurs (comme pour la papillote, les légumes cuisent dans leur propre eau), et des aliments onctueux.
Inconvénient : C'est long.

Au micro-ondes

Ce sont les mouvements des molécules d'eau des légumes et des fruits qui créent une montée en température et cuisent les aliments.

Avantages : C'est rapide, il y a peu de pertes en vitamines et minéraux, et cela permet également de décongeler si besoin des légumes ou des fruits avant préparation.

Inconvénients : Les aliments après cuisson ont souvent une texture molle, perdent de leurs couleurs et sont peu attrayants.

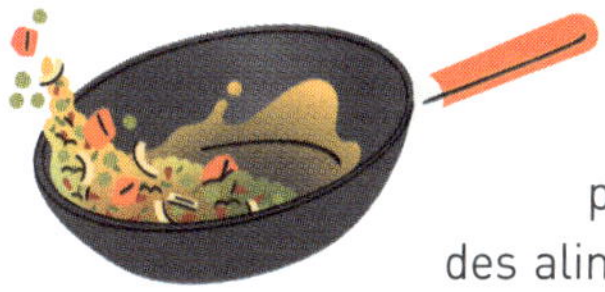

Au wok

Grâce à sa forme particulière qui retient la vapeur, le wok nécessite peu, voire pas du tout de matière grasse et permet de saisir rapidement des aliments.

Avantages : Les légumes sont goûteux, la cuisson est rapide et diététique, peu de pertes en nutriments.

Inconvénient : on n'en voit pas !

Au four

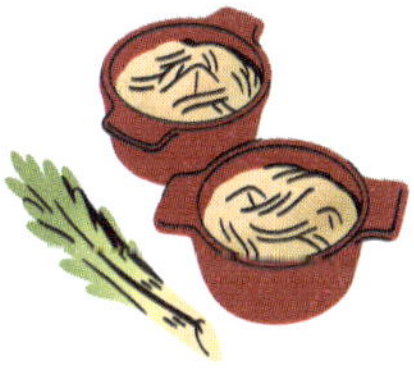

Ce mode de cuisson est plutôt long et à haute température (180 °C à 200 °C) ; il permet de réaliser des gratins, des pommes ou des fruits au four.

Avantage : Les plats de légumes gratinés sont appétissants.

Inconvénients : Perte importante en nutriments, possibles composés toxiques par carbonisation des graisses

En friture

On réalise des beignets de légumes et de fruits. La température est très élevée (200 °C).

Avantage : Difficile de trouver un avantage à la friture, si ce n'est le plaisir de croquer dans un beignet.

Inconvénients : Importantes pertes en nutriments et forte augmentation des lipides.

Au barbecue ou à la plancha

On peut cuire des brochettes ou des papillotes de légumes au barbecue ; à la plancha, ce sont plutôt des légumes coupés en tranches. Dans les deux cas, la chaleur est élevée.

Avantages : Rapide si les aliments sont coupés en fines tranches, donne un goût fumé. Les aliments sont grillés et restent tendres à l'intérieur.

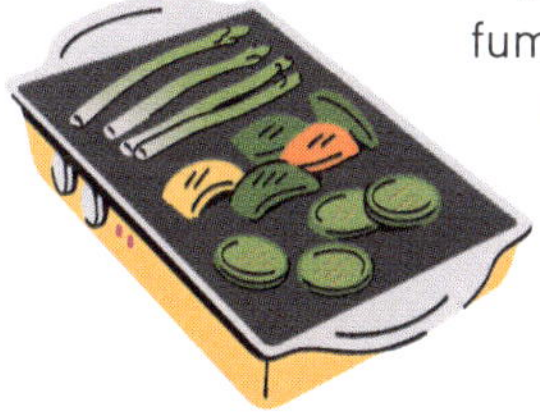

Inconvénients : Les aliments ne doivent pas être au contact des flammes pour éviter l'apparition de composés cancérigènes. À la plancha, si les aliments sont trop épais, la cuisson est longue et, de ce fait, la perte en nutriments importante.

En papillote

La saveur des légumes, des fruits, des épices et des aromates est préservée au maximum.
Avantages : À l'ouverture de la papillote, on profite de toutes les odeurs concentrées, ce qui met en appétit.
Inconvénients : La température élevée du four génère des pertes importantes en vitamines. Pour pallier ce problème, on baisse la température, mais la cuisson sera plus longue.

On gagne du temps en cuisine

Vous aimeriez bien emporter votre *lunch box* au bureau mais faute de temps ou d'énergie, vous finissez inévitablement à la cantine ou à la supérette du coin ? Et si vous testiez le *meal prep* ou le *batch cooking* ? Deux méthodes qui permettent d'anticiper la préparation des repas pour se libérer l'esprit, se dégager du temps pendant la semaine, et avoir des menus plus variés et plus équilibrés.

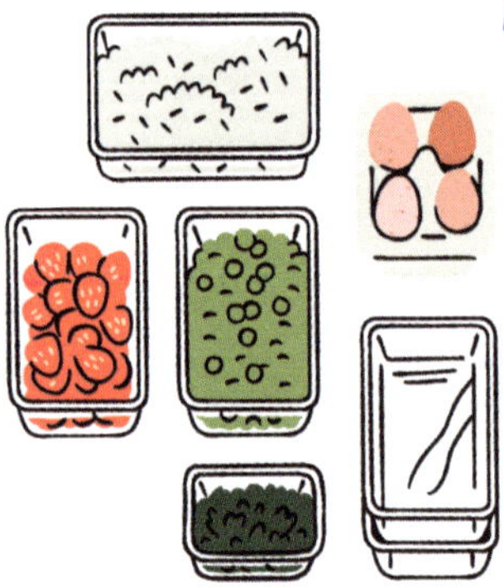

Meal prep, batch cooking... C'est quoi la différence ?

Le *meal prep*, ou « préparation des repas à l'avance », consiste à planifier des menus sur deux à trois jours. Tous les ingrédients sont préparés et cuisinés, puis sont répartis en portions individuelles pour composer un plat équilibré, pratique à emporter le midi. Le *batch cooking*, littéralement « cuisine par lots », consiste à programmer et à préparer tous les ingrédients de base des cinq dîners de la semaine. Dans ce cas, les plats nécessitent parfois au dernier moment l'assemblage des ingrédients et la cuisson, l'objectif étant d'anticiper un maximum la préparation en amont – comme laver, éplucher et découper les légumes – pour gagner du temps le soir.

3 astuces pour bien se préparer avant

1. Prévoyez des recettes que vous maîtrisez pour que la préparation aille plus vite.
2. Choisissez-en plusieurs qui utilisent un même légume. Vous gagnez du temps et faites des économies en profitant des promotions et produits de saison qui sont moins onéreux.
3. Faites des listes de courses et achetez vos légumes et vos fruits juste avant de les cuisiner. Vous aurez ainsi des produits très frais.

6 conseils pour ne pas perdre de temps en cuisine

1. Faites place nette sur votre plan de travail pour avoir sous la main tous les ingrédients. Vous déposerez vos préparations au fur à mesure sur la table de la cuisine ou celle du salon.
2. Videz votre lave-vaisselle pour pouvoir y déposer les ustensiles sales après leur utilisation.

3. Dégagez bien votre évier pour pouvoir laver et égoutter les légumes.
4. Sortez tous les ustensiles (couteau, râpe, économe, casserole, plats à gratin...) et petits appareils ménagers (mixeur, batteur...) nécessaires. Idem pour les ingrédients.
5. Préparez en priorité les ingrédients nécessaires à la confection du plat le plus long à cuire. Puis enchaînez avec les suivants.
6. Cuisinez par exemple deux plats au four en même temps. Ça va plus vite et ça économise de l'énergie.

Comment bien conserver ses préparations ?

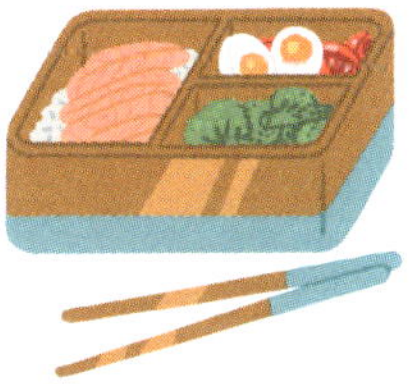

La conservation des légumes et des fruits préparés à l'avance engendre des pertes en nutriments et nécessite quelques précautions.

Attention aux ingrédients fragiles

Les poissons, les crustacés ou les plats contenant de la crème ou des œufs ne se gardent pas plus de deux jours au réfrigérateur. On peut les congeler pour les sortir en fin de semaine.

On choisit bien ses contenants

Pour la conservation des légumes et des fruits crus, on utilise des boîtes avec ventilation (ou des bocaux recyclés dont on perce le couvercle de quelques trous). Pour le stockage, on préfère les plats en verre qui s'adaptent au four, au micro-ondes et au congélateur, avec des couvercles hermétiques.

On garde un œil sur le thermostat

4 °C, c'est la température optimale du réfrigérateur pour limiter la prolifération des micro-organismes. Dans le congélateur, c'est -18 °C. Pour éviter d'élever brutalement la température à l'intérieur de ces appareils, on laisse refroidir ses plats avant de les y placer.

Des idées de plats de légumes et leur durée de conservation
Gratin de légumes en béchamel : 2 à 3 jours au réfrigérateur/2 mois au congélateur
Aubergine parmesane : 3 à 4 jours au réfrigérateur/2 mois au congélateur
Tian de légumes provençal : 3 à 4 jours au réfrigérateur/2 mois au congélateur
Ratatouille : 3 à 4 jours au réfrigérateur/2 mois au congélateur
Galette de légumes : 2 jours au réfrigérateur/2 mois au congélateur
Légumes farcis : 2 jours au réfrigérateur/2 mois au congélateur
Flan de légumes : 2 jours au réfrigérateur/2 mois au congélateur
Curry de légumes : 3 à 4 jours au réfrigérateur/2 mois au congélateur
Légumes rôtis au four : 3 à 4 jours au réfrigérateur/2 mois au congélateur
Chili sin carne : 3 à 4 jours au réfrigérateur/2 mois au congélateur
Salade lavée : 1 semaine au réfrigérateur
Carottes râpées : 24 h au réfrigérateur
Légumes cuits (vapeur, poêlés...) : 3 à 4 jours au réfrigérateur/2 mois au congélateur
Soupe et velouté : 3 à 4 jours au réfrigérateur/2 mois au congélateur

Annexe 1

Conservation des fruits et légumes

Légume/Fruit	Conservations	Durées et astuces
Abricot	Temp. ambiante	Rapidement après l'achat
	Frigo bac lég.	2 à 3 jours
Ail	Temp. ambiante	Sec : 6 mois à 1 an
	Frigo bac lég.	Frais : quelques jours
Ananas	Temp. ambiante	6 jours
Artichaut	Frigo bac lég.	1 semaine
Asperge	Frigo bac lég.	3 jours emballées dans un linge
Aubergine	Frigo bac lég.	5 jours
Avocat	Temp. ambiante	Si ferme, 5 jours
	Frigo bac lég.	Si mûr, 2 à 3 jours
Banane	Temp. ambiante	4 à 5 jours
Betterave	Frigo bac lég.	5 jours dans une boîte hermétique sans fanes
Blette	Frigo bac lég.	3 à 4 jours dans un torchon mouillé à l'extrémité où se trouvent les côtes
Brocolis	Frigo bac lég.	4 à 5 jours dans un sachet papier
Carotte	Frigo bac lég.	2 à 3 jours avec les fanes 8 jours sans fanes
Cassis	Frigo bac lég.	1 à 2 jours
Céleri branche	Frigo bac lég.	4 à 5 jours dans un linge humide
Céleri-rave	Frigo bac lég.	5 à 6 jours, entiers non pelés
Cèpe	Frigo bac lég.	2 jours dans un sachet papier
Cerise	Temp. ambiante	3 jours
	Frigo bac lég.	5 jours dans une boîte hermétique
Champignon de Paris	Frigo	3 à 4 jours dans une boîte hermétique ou un sachet papier
Chicorée	Frigo	2 jours lavée et essorée dans une boîte hermétique
Chou kale	Frigo bac lég.	1 semaine dans un sac papier ou entouré d'un torchon
Chou-fleur	Frigo bac lég.	2 à 3 jours, entier 4 jours, lavé, séparé en bouquets dans une boîte hermétique
Chou de Bruxelles	Frigo bac lég.	1 semaine
Chou rouge	Frigo bac lég.	1 semaine, entier 4 à 5 jours, coupé
Chou vert	Frigo bac lég.	1 semaine, entier 4 à 5 jours, coupé
Citron	Temp. ambiante	7 à 8 jours
	Frigo bac lég.	10 jours
Clémentine/mandarine	Temp. ambiante	7 à 8 jours
	Frigo bac lég.	10 jours
Coing	Temp. ambiante	Plusieurs semaines dans un endroit frais et aéré
Concombre	Frigo bac lég.	1 semaine
Courge	Temp. ambiante	Plusieurs semaines voire jusqu'à 3 mois dans un endroit frais et sec
Courgette	Temp. ambiante	4 à 5 jours dans un endroit sec et frais
Cresson	Frigo bac lég.	1 à 2 jours
Datte	Temp. ambiante	Fraîche : quelques jours à l'air libre
	Temp. ambiante	Sèche : 6 mois dans une boîte hermétique à l'abri de la lumière dans un endroit frais

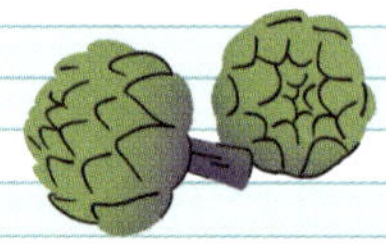

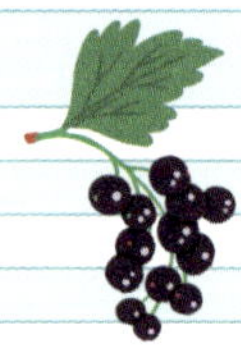

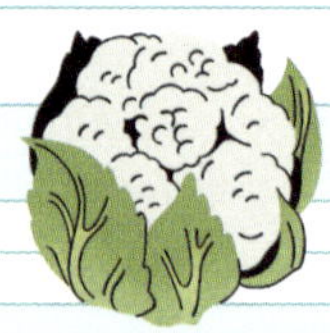

Légume/Fruit	Conservations	Durées et astuces
Échalote	Temp. ambiante	6 mois pour les grises, 10 mois pour les roses dans un endroit sombre, sec et frais
Endive	Frigo bac lég.	6 jours, entourée d'un papier absorbant
Épinard	Frigo bac lég.	2 jours
Fenouil	Frigo bac lég.	1 semaine
Fève	Frigo bac lég.	2 jours
Figue	Temp. ambiante	4 jours
	Frigo bac lég.	8 jours dans un sachet en papier
Fraise	Temp. ambiante	1 jour
	Frigo bac lég.	2 jours
Framboise	Frigo	1 à 2 jours dans une boîte hermétique
Fruit de la passion	Temp. ambiante	Jusqu'à ce qu'il soit mûr
	Frigo bac lég.	Quand il est mûr, 4 à 5 jours
Goyave	Frigo	2 jours dans une boîte hermétique
Grenade	Temp. ambiante	10 jours
Groseille	Frigo bac lég.	2 à 3 jours
Haricot vert	Frigo bac lég.	3 à 4 jours, entourés d'un torchon humide
Kaki	Temp. ambiante	À chair astringente, 1 à 2 jours
		À chair ferme, 1 semaine
Kiwi	Frigo	Quand il est mûr, 7 jours
	Temp. ambiante	Dans un sac en papier jusqu'à ce qu'il mûrisse
Laitue	Frigo bac lég.	La trier sans la laver Se stocke 7 jours dans un récipient hermétique
Lentille	Temp. ambiante	1 an dans un récipient hermétique à l'abri de la lumière
Litchi	Temp. ambiante	2 jours
	Frigo bac lég.	15 jours
Mâche	Frigo	2 à 3 jours
Mangue	Temp. ambiante	7 jours dans un endroit frais. À consommer rapidement quand elle est mûre
Melon	Frigo bac lég.	6 jours dans une boîte ou sachet hermétique pour éviter la propagation de son parfum
Mirabelle	Frigo bac lég.	3 à 5 jours
Morille	Temp. ambiante	2 jours dans un endroit sec et frais
Mûre	Frigo bac lég.	2 à 3 jours
Myrtille	Frigo	1 semaine
Navet	Frigo bac lég.	3 à 4 jours
Oignon	Temp. ambiante	Se garde 1 à 2 mois dans un endroit sec à l'abri de la lumière
	Frigo bac lég.	Le primeur (l'oignon nouveau) dans une boîte hermétique
Orange	Temp. ambiante	1 semaine
	Frigo bac lég.	10 jours
Oseille	Frigo bac lég.	3 jours dans un sac en papier
Panais	Frigo bac lég.	1 semaine
Papaye	Temp. ambiante	Continue à murir à température ambiante. Quand mûre, 2 jours
Pastèque	Temp. ambiante	Non ouverte, 1 semaine
	Frigo	Coupée et emballée dans un film alimentaire, 6 jours
Pêche	Temp. ambiante	2 jours
Poivron	Frigo bac lég.	Dans un sachet perforé, 15 jours
Prune	Frigo bac lég.	1 semaine
Raisin	Frigo bac lég.	Posé sur papier absorbant, 5 jours
Tomate	Temp. ambiante	Mûre, 2 à 5 jours protégée de la lumière

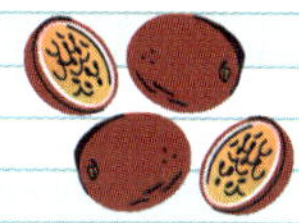

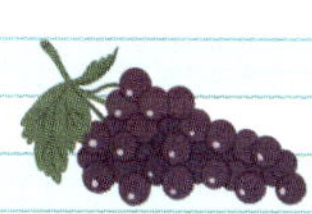

Annexe 2

Épices et herbes aromatiques associées aux légumes

Asperge : aneth, basilic, ciboulette, estragon, citron (jus), gingembre, marjolaine, mélange 4 épices, origan, thym.

Aubergine : ail, basilic, marjolaine, origan, sauge, thym.

Betterave : aneth, anis étoilé, cannelle, gingembre, mélange 4 épices, thym.

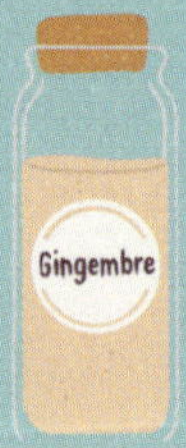

Brocoli : aneth, curry, estragon, gingembre (sauté), marjolaine, mélange 4 épices, noix de muscade, origan.

Carotte : ail, aneth, anis, badiane (carottes cuites ou râpées), basilic, cannelle, cardamome, carvi (carottes cuites), ciboulette, clou de girofle (carottes cuites), coriandre (braisées), cumin, curry, échalotes, estragon, gingembre (sautées), marjolaine, mélange 4 épices (carottes cuites), menthe, noix de muscade, persil, thym.

Champignon : ail, aneth, basilic, ciboulette, coriandre concassée (champignons à la grecque), curry, estragon, fenouil en graines, noix de muscade, romarin.

Chou : aneth (chou braisé), carvi (chou vert), clou de girofle, cumin (chou rouge), fenouil en graines (plat au chou), genièvre, poivre rose, sauge (de Bruxelles), thym (de Bruxelles).

Chou-fleur : ail, basilic, cari, curcuma, curry, estragon, gingembre (sauté), marjolaine, noix de muscade, origan, paprika, thym.

Citron : coriandre fraîche, moutarde.

Concombre : céleri en graines ou en poudre, graines d'aneth, menthe.

Courge : marjolaine, noix de muscade.

Courgette : ail, aneth, basilic, céleri en graines ou en poudre, coriandre, cumin, curry, estragon, mélange 4 épices, menthe, origan, romarin, sauge, thym.

Crudité : cerfeuil, estragon, fenouil en graines.

Endive : graines de fenouil.

Épinard : ail, basilic, citron jus, curry (à la crème), estragon, noix de muscade.

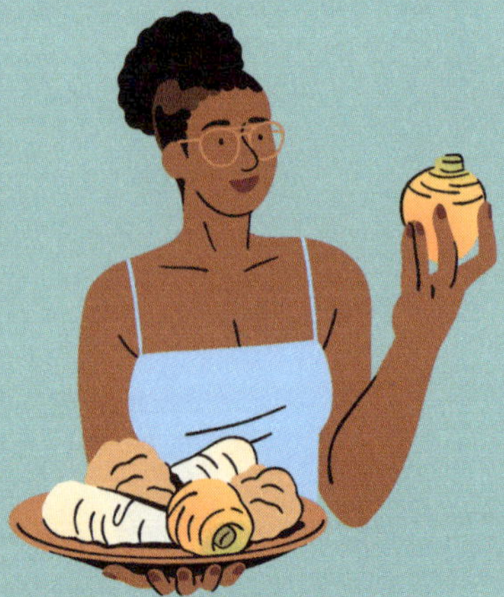

Fenouil : anis, orange.

Fèves : aneth, marjolaine, sarriette.

Figues : anis vert, cardamome.

Fraise : basilic, gingembre, poivre noir.

Framboise : cardamome, citron.

Haricots verts : ail, céleri en graines, cumin, curry, estragon, marjolaine, paprika, persil, romarin, sarriette, sauge, sésame, thym.

Mangue : coriandre fraîche.

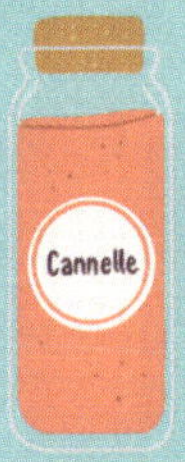

Navet : cannelle, cardamome, coriandre, gingembre, noix de muscade.

Orange : cannelle, cardamome, clou de girofle, fenouil en graines, poivre noir (jus d'orange).

Pamplemousse : gingembre.

Pêche : poivre noir, poivre rose, verveine.

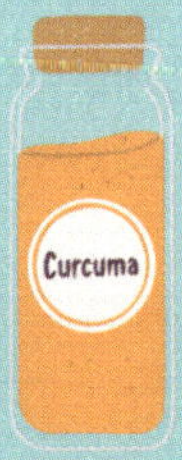

Petits pois : céleri en graines, menthe, paprika, sarriette.

Poire : cannelle, cardamome (poire cuite), gingembre, poivre noir, vanille.

Poireaux : curcuma, curry.

Pomme : cannelle, cardamome (pomme cuite), gingembre (compote), laurier, mélange 5 épices (compote), noix de muscade (cuites au four ou en compote), vanille.

Potimarron : cannelle.

Potiron : anis étoilé, cannelle, noix de muscade.

Prune : cannelle.

Rhubarbe : gingembre.

Tomates : ail, aneth, basilic, cannelle, céleri en graines ou en poudre (soupe), coriandre, cumin piment (sauce tomate), estragon, marjolaine, origan, paprika (tomates cuisinées), romarin, sel de céleri (jus de tomates), thym.

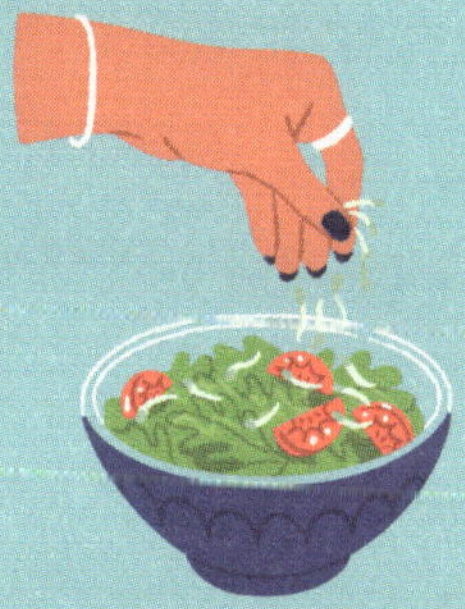

Annexe 3

Temps de cuisson des légumes et des fruits

Légume	Frais/ surgelé	À l'eau	À la poêle	À la vapeur	Sous pression	À l'étouffée	Au micro-ondes 900 W
Abricot (en moitié)	Frais		4 min	3 à 4 min			3 min
Artichaut	Frais		Petit violet coupé en 8 : 35 min	Petit 400 g : 40 min Gros 500 g : 50 min	Petit 400 g : 40 min Gros 500 g : 45 min		Petit 400 g : 4 min Gros 500 g : 5 min
Asperge blanche	Frais	15 à 20 min	25 min	30 min	8 min	20 min	
Asperge verte	Frais	5 à 10 min	15 min	20 min	5 min	20 min	
Aubergine	Frais	10 à 15 min	+/- 10 min	15 min	8 min	20 min	
	Surgelé		10 min			10 min	100 g : 1 min 30 300 g : 4 min 30
Banane	Frais		3 min	5 min			En rondelles, 1 minute
Blette (feuilles)	Frais	5 à 10 min	7 min	5 à 10 min	3 min	5 min	4 min
Blette (côtes)	Frais ou surgelé	10 à 15 min	15 min	15 min	8 min	20 min	6 min
Brocolis (fleurettes)	Frais	7 à 10 min	10 min	Croquant, 5 min Fondant, 12 min	5 min	-	6 min
	Surgelé	6 à 8 min	-	13 min	3 à 5 min	-	200 g : 7 min 500 g : 11 min
Carottes (rondelles)	Frais	15 à 20 min	15 min	25 min	15 min	30 min	8 min
	Surgelé	15 min	10 à 15 min	15 min	7 min	30 min	225 g : 9 min 450 g : 11 min
Céleri branche	Frais	10 min	15 à 20 min	15 min	5 min	15 min	6 min
Céleri-rave	Frais	15 à 20 min	15 min	20 min	8 min	30 min	
Champignons de Paris	Frais		10 min	10 min		10 min	10 min
	Surgelé		10 à 15 min	12 min		10 min	10 min
Chou chinois	Frais			6 min	3 min	10 min	5 min
Chou de Bruxelles	Frais ou Surgelé	15 à 20 min	Les blanchir avant 5 min	20 min	5 à 7 min	20 min	6 à 8 min
Chou-fleur (fleurettes)	Frais	15 à 20 min		20 min	10 min	25 min	7 min
	Surgelé	15 min		10 min	5 min	-	300 g : 8 min 600 g : 14 min
Chou-rave	Frais			20 min	8 min	30 min	
Chou rouge	Frais			20 min	10 min	25 min	7 min
Chou vert (feuilles)	Frais	20 min	Les blanchir avant 10 min	20 à 25 min	10 min		

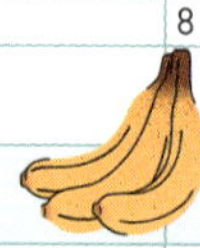

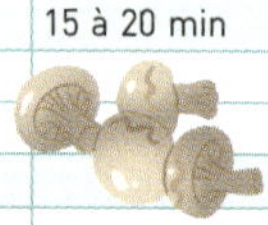

Légume	Frais/ surgelé	À l'eau	À la poêle	À la vapeur	Sous pression	À l'étouffée	Au micro-ondes 900 W
Courgettes (rondelles)	Frais	Croquantes, 3 min Fondantes, 15 min	15 min	10 min	5 min	15 min	3 à 5 min
	Surgelé	Croquantes, 2 min Fondantes, 12 min	10 min	12 min	3 à 4 min	10 min	5 min
Courge/Potiron (morceaux)	Frais	10 min	15 min	15 min	6 à 8 min	30 min	5 à 10 min
Endive	Frais	20 min	25 min	20 min	10 min	25 min	5 min
Épinard	Frais		3 min	8 à 10 min	6 min	5 min	2 à 3 min
	Surgelé		8 min	10 à 12 min	5 min	3 à 4 min	5 min
Fenouil (émincé)	Frais	15 min	20 min	10 à 15 min	5 min	30 min	-
Fève fraîche	Frais	15 min	10 min	15 min	5 min	20 min	5 min
	Surgelé	5 min	5 min			5 min	
Figue	Frais		Coupé en 4, 5 min			20 min	5 min
Fruits rouges	Frais		7 min	En papillote, 20 min			8 min
Haricot vert	Frais	10 à 15 min	20 min	10 à 15 min	5 à 10 min		3 à 5 min
	Surgelé	8 à 10 min	25 min	5 à 10 min	3 min		5 min
Navet (morceaux)	Frais	20 à 25 min	15 min	10 min	8 à 10 min	25 min	10 à 15 min
Panais (morceaux)	Frais	En morceaux, 10 à 15 min Entier, 30 min	10 à 15 min	15 à 20 min	8 à 10 min	20 min	7 min
Pâtisson (entier)	Frais	Petit, 20 min Gros, 30 à 40 min			15 à 20 min	40 à 45 min	
Pêche	Frais		En moitié, 10 min	12 min	3 min		En morceaux, 6 à 9 min
Petits pois (frais)	Frais	15 min		15 min	8 à 10 min	20 à 25 min	
	Surgelé	10 min		10 min	5 à 7 min	10 min	5 min
Poire (morceaux)	Frais		10 à 15 min	15 à 20 min	Entière, 10 min		Entière, 5 min
Poireau (morceaux)	Frais ou Surgelé	15 min	15 min	15 min	8 min	15 min	5 min
Poivron (lamelles)	Frais ou Surgelé	10 min	15 min	15 min	5 min	15 min	2 à 3 min
Pomme (morceaux)	Frais		10 à 15 min	15 à 20 min	5 min	Entière 15 à 30 min	Entière 10 min
Tomate	Frais		20 min	10 à 15 min	2 min	10 min	4 min
Topinambour	Frais	20 à 30 min entier	En morceaux, 15 min	En rondelles, 25 min	15 min entier	En morceaux, 25 min	En rondelles, 7 min

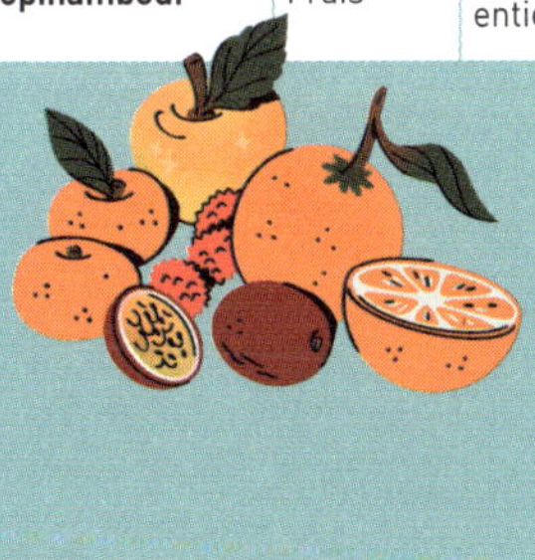

Partie 2

Le coaching de Dr.Good !

Manger plus de légumes et de fruits c'est mettre tous les atouts de son côté pour se maintenir en bonne santé, mais aussi apporter de la variété à ses menus en découvrant de nouvelles saveurs et de nouvelles textures. On vous coache pour parvenir, saison après saison, à en consommer davantage et à élaborer des recettes saines et gourmandes.

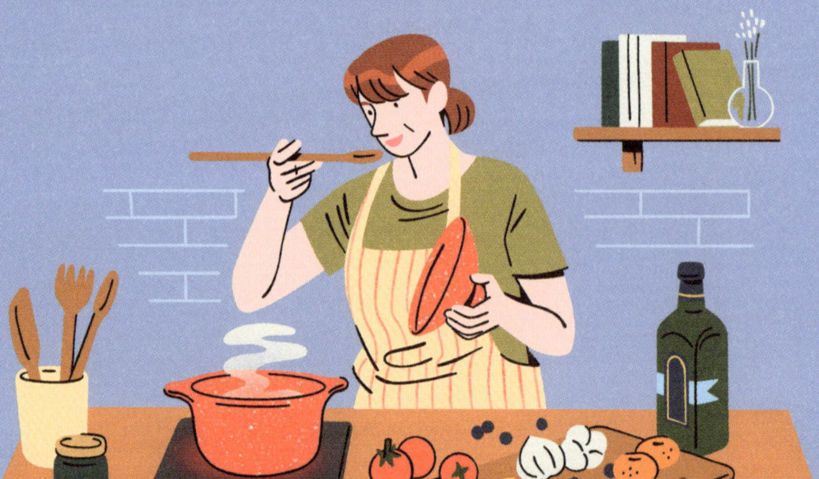

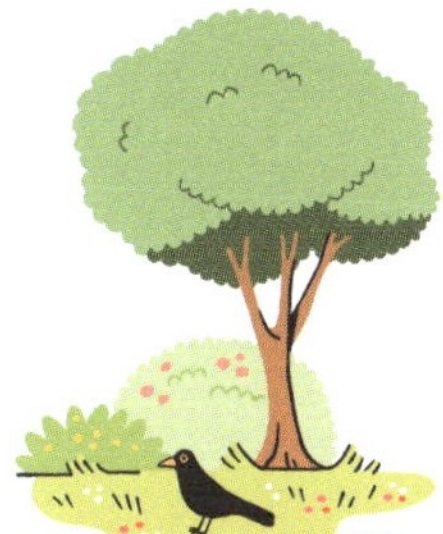

Chapitre 1

Ma cuisine de printemps

La nature se réveille et nous livre des légumes et des fruits gorgés de nutriments. Les herbes fraîches et les plantes aromatiques, comme le persil, la coriandre, le basilic, l'ail des ours ou la verveine font, elles aussi, leur apparition pour nous mettre en appétit et parfumer nos assiettes.

Mon marché de saison

Les légumes et fruits de saison

Les légumes : artichaut, asperge, aubergine, betterave, carotte, céleri, champignon de Paris, chou-fleur, chou rouge, concombre, courgette, cresson, échalote, épinard, fève, morille, navet, oignon, oseille, petit pois, poireau, pois gourmand, poivron, radis, salade frisée, laitue ou romaine, tomate.

Les fruits : abricot, amande fraîche, banane, cassis, cerise, fraise, fraise des bois, framboise, melon, mûre, pomme, prune, rhubarbe.

L'asperge, star du printemps

Blanche, violette ou verte, à chaque couleur son asperge. La blanche est cultivée à l'abri de l'air et de la lumière. À peine émerge-t-elle de sa buttée de terre qu'elle est récoltée. La violette, elle, est cueillie alors qu'elle pointe son nez de quelques centimètres, et la verte pousse à l'air libre d'où sa belle couleur vert chlorophylle. Dans tous les cas, il faut être patient, car une asperge met environ trois ans pour parvenir à maturité !

Le plus santé : Quelle que soit sa couleur, l'asperge est très riche en vitamine B9 et en fibres, sources de prébiotiques (voir p. 14) qui contribuent à la santé de l'intestin.

5 idées de menus de printemps

Petit déjeuner	Déjeuner	Dîner
Boisson chaude sans sucre 2 tranches de pain aux céréales + 2 c. à c. de purée d'amandes Smoothie : ½ banane et ½ pomme à mixer avec 100 ml de boisson végétale sans sucre ajoutés (amandes, avoine ou riz)	Œufs durs **Risotto d'asperges** Carpaccio de mangue et de kiwi à la menthe 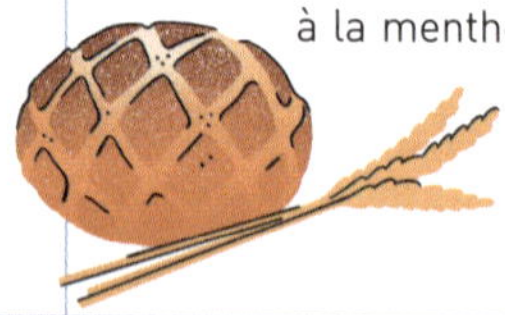	Salade de haricots verts, de fèves et haricots rouges à la vapeur, à l'huile d'olive et vinaigre balsamique 1 tranche de pain Fromage blanc avec une poire coupée en morceaux et des copeaux de chocolat
Boisson chaude sans sucre Fromage blanc nature + 3 c. à s. de muesli sans sucre ajouté + une dizaine d'amandes 2 kiwis	Coquillettes aux poireaux à la crème Jambon en tranche 1 pomme au four à la vanille	Cabillaud en papillote aux tagliatelles de carottes et de poireaux à l'huile d'olive 1 tranche de pain Faisselle avec un coulis de fruits rouges
Boisson chaude sans sucre 2 tranches de pain complet + 1 portion de fromage à tartiner + des graines de courges ½ pomelo 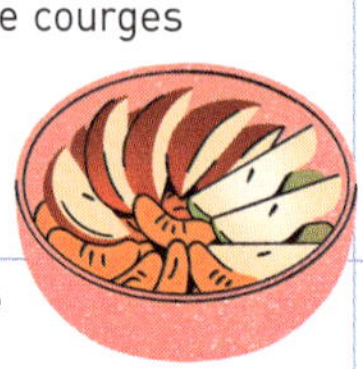	Hachis Parmentier avec une purée de pommes de terre et de chou-fleur Salade de fruit (pomme, orange, poire à la fleur d'oranger)	Œufs mollets sur fond d'artichaut et salade verte assaisonnée d'huile d'olive et de vinaigre balsamique 2 tranches de pain Fromage blanc, et fraise nature à tremper dedans
Boisson chaude sans sucre 2 tranches de pain noir légèrement beurré + 1 œuf à la coque 1 pomme	Salade de pois chiches et pomelo à la menthe Cannelloni à la ricotta et aux épinards 2 kiwis	**Bouillon asiatique (émincés de poulet, carottes, chou chinois, champignons, vermicelles)** Fromage blanc nature Crumble aux pommes
Boisson chaude sans sucre Pain perdu accompagné de groseilles et de noix de coco râpée 1 fromage blanc nature à la cannelle	Côte d'agneau au grill **Jardinière de légumes (petits pois, carottes, navets et pommes de terre)** Tarte aux fraises	Salade de betteraves et chèvre frais à l'huile d'olive et moutarde Omelette aux haricots verts 2 tranches de pain aux céréales Compote sans sucre de pomme et de poire à la cardamome

Et maintenant on se régale !

Profil 1 : Osez les mélanges sucré-salé

Pour une entrée pleine de peps, pourquoi ne pas tenter des tranches de melon et jambon cru, la salade de pois chiches au pomelo, agrémentée de menthe ou la combinaison de suprême d'orange ou de pamplemousse avec de l'avocat et des crevettes en hiver ? À l'automne, accompagnez les premières endives de morceaux de pomme, de roquefort et de noix. En été, la pastèque se marie divinement à la féta. Les filets de poulet font très bon ménage avec les agrumes : pamplemousse, orange, citron, aussi bien en salade qu'en plat chaud. Pour une touche plus exotique, essayez le poulet en cocotte à la mangue et au miel ou les tajines à base d'agneau ou de poulet accompagnés de fruits séchés (pruneaux, abricots) et de légumes.

Profil 2 : Commencez par des recettes simples à réaliser

Avez-vous déjà pensé aux rouleaux de printemps ? Un repas complet hyper rapide à réaliser ! On peut y mettre toutes sortes de légumes de saison et même quelques restes de la veille (pratique !). Il suffit de réhydrater des feuilles de riz avant d'y déposer dessus des bâtonnets de crudités, de la salade, des herbes aromatiques, des légumes en conserve, un blanc de poulet émincé, des crevettes, ou pourquoi pas un reste d'omelette. Ça marche aussi avec des fruits coupés. Une fois les ingrédients déposés sur la feuille, on replie les bords d'un côté, puis on roule le tout et on déguste en trempant ses rouleaux dans une sauce au yaourt ou au soja. À réaliser aussi avec des galettes wrap.

Profil 3 : Changez vos habitudes tout en douceur

Vous adorez les coquillettes au jambon ? Pourquoi ne pas y ajouter des poireaux vapeur, des brocolis ou des courgettes grillées en été. Il est tout aussi facile de glisser des légumes (carotte, chou-fleur, courgette, panais, céleri-rave, courge…) dans une purée de pommes de terre ou d'additionner ses spaghettis bolognaises de courgette, aubergine, carotte ou potiron. L'hiver, vos lasagnes seront encore meilleures avec des épinards. À vous de jouer maintenant !

En bonus : La détox naturelle du printemps

Avec l'arrivée des beaux jours, on ressent parfois le besoin de faire une « détox ». Ça tombe bien, les légumes de printemps stimulent les cinq organes « éliminateurs » chargés de nettoyer l'organisme de ses déchets (toxines) : le foie, la peau, les reins, les poumons et les intestins.

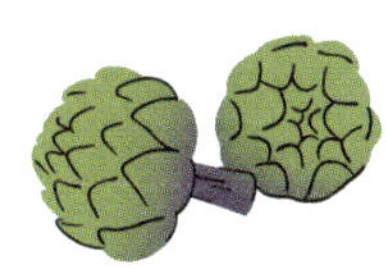

Alors, pour un bon nettoyage de printemps, on se régale d'asperges qui sollicitent les reins, favorisent le drainage et facilitent le transit grâce à leur richesse en fibres. On croque dans le radis noir, puissant diurétique, qui aide à nettoyer le foie, tout comme l'artichaut qui active en plus la sécrétion de la bile et nourrit le microbiote. Et on se délecte de fraises, riches en eau et en sels minéraux (effet diurétique garanti), et dont les fibres réveillent les intestins paresseux.

BOUILLON ASIATIQUE

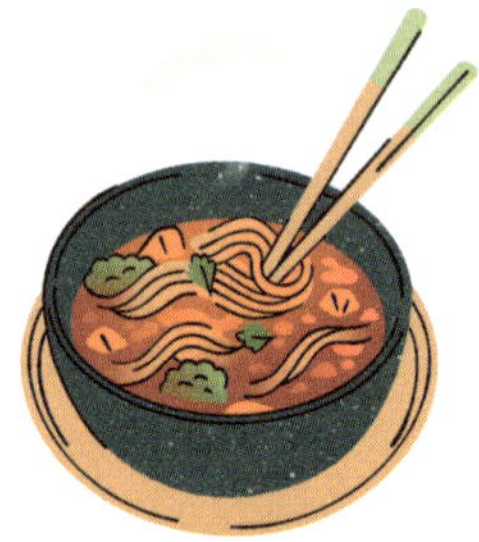

Temps de préparation : 5 min **Temps de cuisson : 35 min**

Ingrédients pour 4 portions : 4 carottes • 1 chou chinois • 4 champignons de Paris • 4 blancs de poulets • 240 g de vermicelles de riz • 2 c. à c. de bouillon de volaille en poudre • 2 gousses d'ail • 2 c. à c. de gingembre râpé • coriandre • sauce soja • poivre

Préparation

1. Faire chauffer une casserole avec un peu d'huile et y déposer vos blancs de poulets, les uns à côté des autres. Attendre qu'ils se décollent, puis les retourner et baisser le feu. Couvrir et laisser cuire 10 à 15 min. Une fois les blancs cuits, les sortir de la casserole et les réserver dans un plat. Les effilocher lorsqu'ils sont refroidis.

2. Pendant la cuisson des blancs, nettoyer les légumes, éplucher les carottes et les tailler en lamelles grâce à un économe. Couper en fines lamelles le chou chinois et les champignons.

3. Dans la casserole vide, mettre un peu d'eau pour décoller les sucs de cuisson à l'aide d'une cuillère, y ajouter les gousses d'ail hachées et le gingembre râpé, puis tous les légumes. Saupoudrer dessus le bouillon de volaille. Ajouter 1,5 l d'eau et laisser mijoter 15 min.

4. Ajouter les vermicelles de riz qui cuisent en 4 min environ.

5. Répartir le bouillon dans 4 bols, y disposer les blancs effilochés et un peu de coriandre hachée. Ajouter de la sauce soja si besoin.

Variations saisonnières

En été	• Bouillon aux courgettes et crevettes à la noix de muscade • Bouillon aux côtes de blettes et champignon noir au gingembre
En automne	• Bouillon au chou frisé, carottes au gingembre • Bouillon aux brocolis et pommes de terre à la citronnelle
En hiver	• Bouillon aux épinards et au poulet au lait de coco • Bouillon aux navets, poireaux et carottes et œufs pochés
Au printemps	• Bouillon aux morilles et aux petits pois • Bouillon aux asperges et émincés de bœuf aux graines de sésames
Et avec des protéines végétales ?	• Bouillon au cresson, aux champignons, au tofu et piment d'Espelette • Bouillon aux edamames (fèves de soja), aux poivrons et aux champignons à la citronnelle

RISOTTO D'ASPERGES VERTES

Temps de préparation : **10 min** Temps de cuisson : **30 min**

Ingrédients pour 4 personnes : 240 g de riz Arborio • 1 kg d'asperges vertes • 1 oignon • 1 l d'eau • 4 c. à s. de crème épaisse à 15 % • 2 c. à s. d'huile d'olive • 2 c. à c. de bouillon de légumes déshydratés bio • quelques copeaux de parmesan • sel

Préparation

1. Découper les pointes d'asperges, en faire des petits fagots et les lier à l'aide d'une ficelle.

2. Tailler la partie basse des asperges en très petits dés (brunoise).

3. Émincer l'oignon.

4. Dans une cocotte, mettre l'eau avec le bouillon de légumes, y plonger les pointes d'asperges, couvrir 10 min. Avec la pointe du couteau vérifier si les asperges sont cuites, réserver.

5. Dans une sauteuse, mettre l'huile d'olive, puis l'oignon et le riz, remuer, baisser le feu. Quand le riz devient translucide, ajouter la brunoise d'asperge, puis une louche du bouillon de cuisson des asperges, remuer.

6. Répéter l'opération, louche après louche, au fur à mesure que le riz absorbe le liquide.

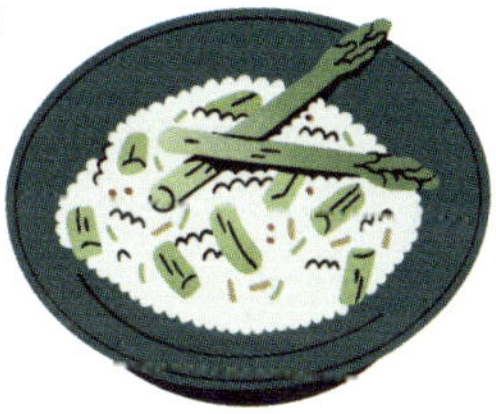

7. Quand le riz est cuit (15 à 20 min), ajouter la crème, mélanger, ajouter du sel si besoin.

8. Répartir dans 4 assiettes, déposer les pointes d'asperges sur le dessus, puis parsemer de copeaux de parmesan.

Variations saisonnières	
En été	• Risotto aux courgettes et au curry • Risotto aux aubergines et poivrons au curcuma
En automne	• Risotto aux champignons de Paris au vin blanc, à l'ail et au persil • Risotto aux brocolis et bouquet garni
En hiver	• Risotto d'épinard à la citronnelle • Risotto de courge (butternut, potiron) à la noix de muscade
Au printemps	• Risotto aux morilles et aux petits pois à la cannelle • Risotto aux artichauts à l'huile d'olive et au citron
Et avec des protéines ?	• Risotto aux crevettes et chorizo au safran • Risotto végétarien aux protéines de soja texturées ou aux légumineuses (pois chiche, lentilles)

JARDINIÈRE DE LÉGUMES

Temps de préparation : **15 min** Temps de cuisson : **50 min**

Ingrédients pour 4 personnes : 500 g de carottes • 250 g de petits pois écossés • 500 g de pommes de terre • 250 g de navets • 1 oignon • 20 g de beurre • 1 c. à c. de bouillon de légumes déshydratés bio • 1 bouquet garni • 2 gousses d'ail • poivre.

Préparation

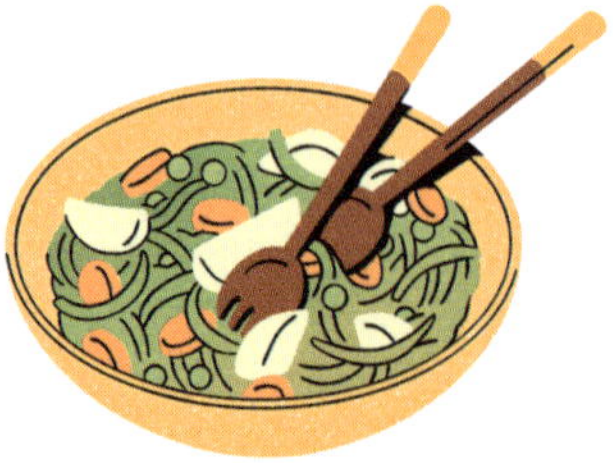

1. Éplucher les carottes, les navets et les pommes de terre, les laver, puis les couper en petits dés.

2. Émincer l'oignon et l'ail.

3. Dans une cocotte, mettre l'huile d'olive et y faire revenir l'oignon. Une fois celui-ci légèrement doré, compléter avec l'ail et laisser sur le feu encore 1 min.

4. Baisser le feu, puis déglacer avec 1 verre d'eau, mélanger pour décoller les sucs. Ajouter les légumes découpés, le bouquet garni et le bouillon de légumes, poivrer. Laisser mijoter 15 à 20 min.

5. Compléter avec les pommes de terre et un peu d'eau si nécessaire, mélanger régulièrement et laisser cuire 30 min environ, le temps que tous les légumes soient cuits.

Variations saisonnières	
En été	• Jardinière aux pois gourmands, fèves et haricots verts au safran • Jardinière aux aubergines et à la tomate au basilic
En automne	• Jardinière au potimarron, carottes et pommes de terre au romarin • Jardinière au céleri-rave et carottes au cumin
En hiver	• Jardinière aux panais et carottes au thym • Jardinière aux chou-fleur, brocolis et chou romanesco à l'estragon et à la menthe
Au printemps	• Jardinière aux asperges et aux citrons • Jardinière aux poivrons rouges, jaunes et verts au paprika
Et avec des protéines ?	• Jardinière de légumes au poulet au curry • Sauté de porc en jardinière de légumes

Chapitre 2

Ma cuisine d'été

À l'arrivée des beaux jours, *ciao* les plats chauds ! Pour combler nos envies de fraîcheur, l'été apporte avec lui une multitude de légumes et de fruits gorgés de soleil. C'est parti pour de magnifiques assiettes colorées où le cru et le cuit s'entremêlent et offrent des textures délectables !

Mon marché de saison

Les légumes et fruits d'été

Les légumes : ail, artichaut, aubergine, batavia, betterave rouge, blette, brocoli, carotte, chou de Bruxelles, chou-fleur, chou romanesco, chou rouge, concombre, cornichon, courge, courgette, cresson, échalote, épinard, fenouil, fève, haricot vert, laitue, mesclun, navet, oignon, oseille, pâtisson, poireau, poivron, radis, salade, salsifis, tomate.

Les fruits : abricot, airelle, amande, banane, brugnon, cassis, cerise, citron, figue, fraise, fraise des bois, framboise, groseille, melon, mirabelle, mûre, myrtille, nectarine, pastèque, pêche, poire, pomme, prune, quetsche, raisin, reine-claude.

Le melon, star de l'été

S'il se consomme le plus souvent comme un fruit, le melon est un légume qui appartient à la famille des cucurbitacées, au même titre que le concombre, la courgette ou la courge.

Pour bien le choisir, c'est simple : un melon mûr à point est lourd et dense, odorant, et son pédoncule prêt à se détacher. On le consomme cru en entrée ou en dessert, associé à du salé (du jambon de pays notamment) ou à d'autres fruits. On peut aussi le manger légèrement poêlé.

Le plus santé : Très désaltérant, il est composé de plus de 90 % d'eau et contient de nombreux minéraux, notamment du potassium, qui aide à combattre la rétention d'eau. Ses taux très élevés en vitamines A et C en font un superaliment pour lutter contre les radicaux libres.

5 idées de menus d'été

Petit déjeuner	Déjeuner	Dîner
Boisson chaude sans sucre 2 tranches de pain aux céréales + 2 c. à c. de purée d'amandes Smoothie pêche et fraise à mixer avec 100 ml de boisson végétale sans sucres ajoutés (amandes, avoine ou riz)	Poivron et pommes de terre farcies au porc épicé au cumin Salade de pois mange-tout à l'huile de sésame et sauce soja Fromage blanc à la cannelle	**Samoussa de courgettes, féta à la menthe** Salade verte à l'huile de colza et vinaigre balsamique Clafoutis à la cerise
Boisson chaude sans sucre 1 faisselle nature + 3 c. à s. de muesli sans sucres ajoutés + une dizaine d'amandes 1 pêche	Steak grillé Frites au four de patate douce, courgette et aubergine Sorbet au melon	Salade grecque (concombre, tomate, oignon rouge, poivron vert, olives, féta, origan et huile d'olive) Sardine aux citrons 3 abricots
Boisson chaude sans sucre 2 tranches de pain complet + 1 portion de fromage de chèvre frais + des graines de courges ½ melon	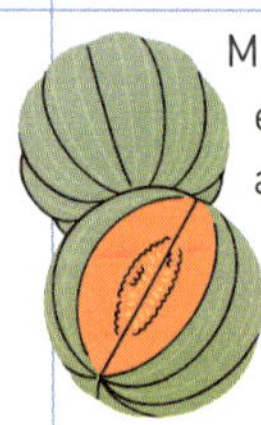 Moussaka de bœuf et aubergines aux herbes de Provence Salade de fraises et myrtilles	Gaspacho à la tomate (tomates, concombre, ail et basilic) **Clafoutis au thon et aux légumes** Yaourt nature et coulis de mangue
Boisson chaude sans sucre *Overnight porridge* : 3 c. à s. de flocons d'avoine à ajouter dans 150 ml de lait ou boisson végétale (réserver au réfrigérateur toute la nuit), le matin y ajouter une vingtaine d'amandes ou de noisettes 3 abricots	Cabillaud vapeur aux graines de fenouil Tomates provençales et riz basmati Carpaccio de pastèque à la menthe	Mini-flan de courgettes au chèvre et son coulis de tomate basilic Salade verte à l'huile d'olive et vinaigre balsamique 1 pêche
Boisson chaude sans sucre Pancakes aux myrtilles 1 fromage blanc nature + 1 poignée de framboise 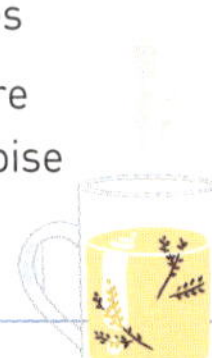	Gaspacho de melon, pastèque, concombre et menthe Brochettes de poulet et de légumes **Gâteau au chocolat et à la courgette**	Sautés de légumes (piperade tomate et poivron) au tofu 1 portion de fromage 2 tranches de pain

Et maintenant on se régale !

Profil 1 : Mixez ensemble légumes et fruits

Les gaspachos et les smoothies sont parfaits pour diversifier sa consommation de légumes et de fruits, et sauver les produits trop mûrs. Rapides et simples à réaliser, ils permettent de créer des entrées, des desserts ou des cocktails originaux, bourrés de vitamines, de minéraux, et de fibres. Hormis le traditionnel gaspacho, on tente le gaspacho vert, composé de courgette, concombre et menthe ou petits pois et poivron. Pour un gaspacho fruité, on associe la pastèque et le poivron rouge ou la tomate au gingembre. Un délice !

Profil 2 : Testez les salades complètes ou *buddha bowl*

La base de ce repas équilibré se compose de légumes crus (salade verte, tomate, concombre, poivron, carotte, chou-fleur...) et/ou cuits (haricots verts, betterave, chou-fleur...), auquel on ajoute une céréale ou équivalent pour l'apport en glucides (pâtes, riz, semoule, pomme de terre, patate douce, légumineuse...) et des protéines animales (œufs, thon, crevettes, saumon, jambon, poulet...) ou végétales (tofu, seitan, légumineuses...). Sans oublier les lipides (huile d'olive, noix ou colza) et quelques amandes, noix ou graines de courge. Pour l'apport en calcium, on y glisse une portion de fromage (féta, mozzarella, gruyère...) ou on réalise une sauce à base de yaourt ou de fromage blanc.

Profil 3 : Rendez-les plus attrayants en les mangeant avec les doigts

Un flan de légumes, ça n'est pas très « sexy ». En revanche, s'il se décline en mini-flans à manger avec les mains, il est tout de suite plus appétissant. Pour réaliser des mini-flans ou des clafoutis de légumes, rien de plus simple, on répartit sa pâte dans des moules à muffins ou à moelleux au chocolat. Dans le même esprit, on pense aux samoussas ou aux galettes de légumes râpés. Toutes ces recettes de légumes peuvent être réalisées en grande quantité. Une partie sera congelée et consommée avec plaisir les soirs où l'inspiration fait défaut.

En bonus : Les fruits et légumes bonne mine

L'été, la peau est soumise à rude épreuve. Pour préserver sa souplesse, son élasticité et son éclat, on table sur une alimentation équilibrée en oméga-3, oméga-6 et en vitamines et minéraux, sans oublier les protéines pour le renouvellement cellulaire. On l'hydrate en buvant beaucoup d'eau et en mangeant des légumes et des fruits comme le concombre, la tomate, le melon ou la pastèque.

Et pour garder longtemps un joli hâle, on fait le plein de bêta-carotènes, des antioxydants qui protègent nos cellules des radicaux libres (voir p. 12) et stimulent la synthèse de la mélanine, responsable de la pigmentation de la peau. Les légumes et les fruits qui en sont les plus riches : carotte, courge, tomate, poivron, abricot, melon.

RECETTES D'ÉTÉ

SAMOUSSA DE COURGETTES ET FÉTA À LA MENTHE

Temps de préparation : **15 min** Temps de cuisson : **10 à 15 min**

Ingrédients pour 4 personnes : 8 feuilles de brick rondes • 2 courgettes • 100 g de féta • 15 feuilles de menthe • 2 gousses d'ail • sel • poivre

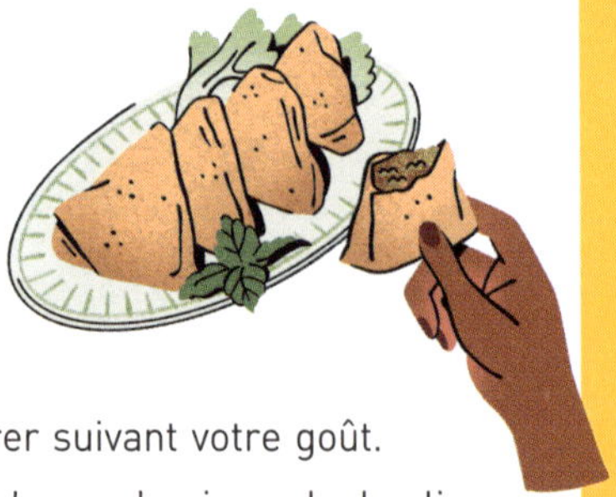

Préparation

1. Émietter la féta à la fourchette.

2. Laver les courgettes puis les râper, les mettre dans une passoire et les faire dégorger en les pressant.

3. Ciseler la menthe et écraser l'ail.

4. Mélanger la menthe, l'ail, la courgette et la féta, saler et poivrer suivant votre goût.

5. Couper les feuilles de brick rondes en deux demi-cercles. Prendre un demi-cercle, le plier en deux en amenant la partie ronde vers la partie rectiligne pour former une bande, déposer 1 c. à s. de la préparation sur une extrémité, puis rabattre la feuille de brick en biais sur elle-même pour former un triangle. Replier plusieurs fois la feuille sur elle-même en serrant pour que la préparation soit bien maintenue à l'intérieur. Répéter l'opération avec toutes les feuilles de brick.

6. Déposer les triangles sur une feuille de papier cuisson et les enfourner 10-15 min à 180 °C, le temps que les feuilles dorent.

Variations saisonnières	
En automne	• Samoussa au potimarron, lentilles au piment d'Espelette et noix de muscade • Samoussa aux carottes au cumin
En hiver	• Samoussa aux épinards, chèvre et miel • Samoussa aux brocolis et fromage à raclette
Au printemps	• Samoussa aux asperges à la ricotta et citron • Samoussa aux aubergines et au curry
En été	• Samoussa de poireaux au parmesan • Samoussa à la ratatouille et olives noires
Et avec des protéines ?	• Samoussa au poulet et au poivron au *ras el hanout* • Samoussa aux poireaux et jambon au roquefort • Samoussa au bœuf, carottes, petit pois et gingembre

CLAFOUTIS AU THON ET AUX LÉGUMES

Temps de préparation : **10 min** Temps de cuisson : **45 min**

Ingrédients pour 4 personnes : 150 g de thon au naturel • 100 g de farine • 3 œufs • 20 cl de lait • 100 g de gruyère • 2 tomates • ½ poivron vert • 2 courgettes • basilic • sel et poivre

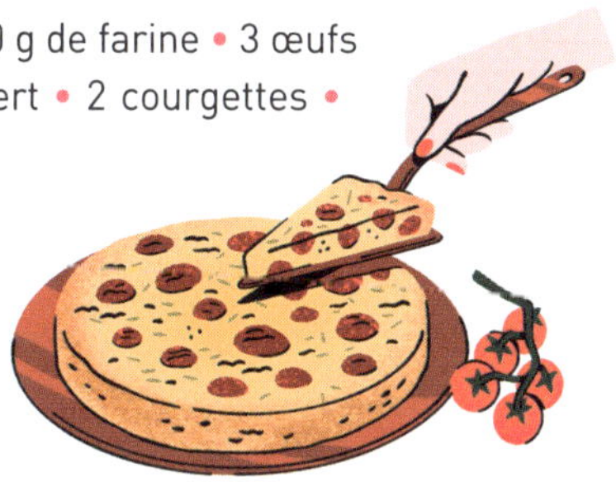

Préparation

1. Ciseler le basilic.

2. Découper le ½ poivron et les courgettes en dés, idem pour les tomates épépinées.

3. Émietter le thon.

4. Dans un saladier battre les œufs en omelette, ajouter la farine en fouettant bien, mélanger pour faire disparaître les grumeaux, puis ajouter le lait, tous les dés de légumes, le thon, le basilic, saler et poivrer.

5. Verser la préparation dans un moule à gâteau antiadhésif ou en silicone, répartir le gruyère sur le dessus.

6. Enfourner à 180 °C pendant 45 min.

Variations saisonnières	
En automne	• Clafoutis au potimarron et féta • Clafoutis aux cèpes et beaufort
En hiver	• Clafoutis aux brocolis et carottes à la noix de muscade • Clafoutis aux poireaux et oignons au paprika
Au printemps	• Clafoutis aux petits pois et carottes à la menthe • Clafoutis aux aubergines, au curry et mozzarella
En été	• Clafoutis aux tomates cerise et chèvre frais • Clafoutis à l'aubergine, au chorizo et parmesan
Et avec des fruits ?	• Clafoutis aux figues à la cannelle • Clafoutis aux poires et au chocolat • Clafoutis aux pommes à la vanille

GÂTEAU AU CHOCOLAT ET À LA COURGETTE

Temps de préparation : **10 min** Temps de cuisson : **35 min**

Ingrédients pour 6 portions : 250 g de courgettes • 200 g de chocolat noir pâtissier • 4 œufs • 40 g de maïzena • 60 g de sucre complet • 1 c. à c. d'extrait de vanille • ½ c. à c. de levure chimique

Préparation

1. Mettre les carrés de chocolat dans un bol, puis les faire fondre au micro-ondes ou au bain-marie.

2. Peler la courgette, puis la râper.

3. Dans un saladier, battre les œufs en omelette, ajouter le sucre et l'extrait de vanille, puis fouetter jusqu'à obtenir un mélange crémeux. Y incorporer la maïzena et la levure, mélanger. Ajouter en dernier la courgette râpée et le chocolat fondu, mélanger.

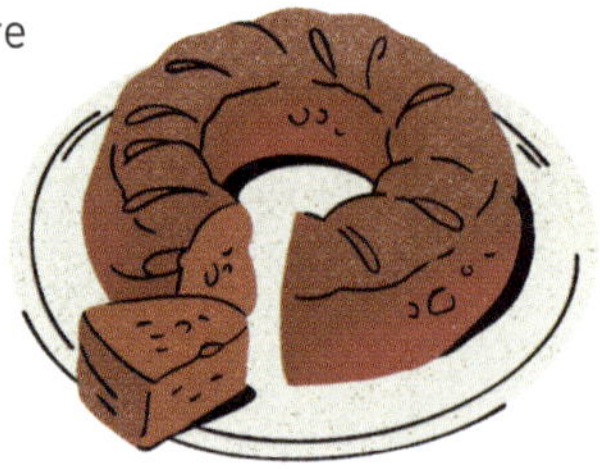

4. Dans un moule à gâteau antiadhésif ou en silicone, verser la préparation.

5. Enfourner à 180 °C durant 25 à 30 min.

Variations saisonnières	
En automne	• Cake à la courge et pépites au chocolat • Muffins à la butternut, au gingembre et à la cannelle
En hiver	• Gâteau à la carotte • Gâteau au topinambour et chocolat
Au printemps	• Gâteau à l'aubergine, aux amandes et pépites de chocolat • Tarte Tatin aux navets et au miel
En été	• Quatre-quarts à la courgette, avocat et citron • Sablé fin au pâtisson
Et avec du chocolat et d'autres légumes ?	• Moelleux au chocolat à la betterave • Mousse crémeuse au chocolat et à l'aubergine

Chapitre 3

Ma cuisine d'automne

C'est le temps des vendanges, des cueillettes de champignons et des récoltes de châtaignes. Avec la baisse des températures, de la luminosité, et l'arrivée des légumes d'automne, on a envie de cuisiner de bons petits gratins et des soupes de légumes réconfortantes.

Mon marché de saison

Les légumes et fruits d'automne

Les légumes : betterave rouge, blette, bolet, brocoli, butternut, carotte, céleri, cèpe, champignon de Paris, chicorée, chou chinois, chou de Bruxelles, chou-fleur, coprin chevelu, courge, cresson, crosne, endive, épinard, fenouil, laitue, mâche, navet, oignon, panais, pied de mouton, pleurote, poireau, potiron, radis, rosée des prés, salade, salsifis, topinambours, trompette de la mort.

Les fruits : banane, châtaigne, clémentine, coing, datte, figue, kiwi, mandarine, myrtille, noix, noix de coco, noisette, olive, pêche de vigne, poire, pomme, prune, quetsche, raisin.

La pomme, star de l'automne

Avec plus de 7 000 variétés de pommes plus ou moins sucrées ou acides, juteuses ou croquantes, difficile de ne pas trouver celle qui convient à son palais. La golden, la gala, la Granny Smith, la Pink Lady, la reine des reinettes et la Red sont à privilégier crues. Elles sont très rassasiantes et faciles à transporter en cas de petit creux. La chanteclerc, la jonagold, la reinette du Canada ou la jubilé font de belles compotes auxquelles il n'est pas nécessaire d'ajouter du sucre mais que l'on peut parfumer d'épices comme la vanille, la cannelle ou la cardamome.

Le plus santé : La consommation de 2 pommes par jour diminuerait le taux de « mauvais cholestérol », le HDL, et augmenterait le « bon », le LDL, grâce à la présence de flavonoïdes contenus dans la peau du fruit.

5 idées de menus d'automne

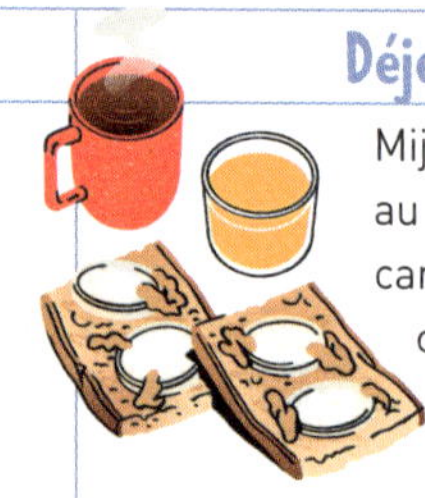

Petit déjeuner	Déjeuner	Dîner
Boisson chaude sans sucre 2 tranches de pain complet + 1 portion de chèvre frais + 5 noix de Grenoble Smoothie clémentine, carotte et gingembre	Mijoté de bœuf au chou frisé, carotte et céleri-rave 1 kaki	Velouté de potiron et émincé de poulet Fromage blanc et myrtilles
Boisson chaude sans sucre 1 faisselle nature + 3 c. à s. de muesli sans sucres ajoutés + une dizaine de noix de pecan 2 kiwis	**Omelette aux champignons, aux épinards et à l'échalote** Salade verte à l'huile de colza et vinaigre de cidre 2 tranches de pain aux céréales et 1 portion de roquefort	Gratin de colin aux poireaux à la noix de muscade Riz basmati 1 poire
Boisson chaude sans sucre 2 tranches de pain complet légèrement beurré + 1 œuf brouillé 2 figues	Cabillaud vapeur Tajine de légumes d'hiver (patate douce, céleri-rave, courge) Fromage blanc et cannelle	Cake aux brocolis et au chèvre Salade de mâche Compote de pomme et coing
Boisson chaude sans sucre Porridge (cuire 3 c. à s. de flocons d'avoine dans 150 ml de lait ou une boisson végétale, y ajouter ensuite 3 dattes dénoyautées et une vingtaine d'amandes ou de noisettes).	Taboulé de chou-fleur cru, de betterave et féta assaisonné à la menthe, citron et huile de colza (mixer les légumes grossièrement ensemble) Œufs cocotte aux lentilles corail 2 mandarines	**Papillote de saumon, fenouil et chou romanesco** 2 tranches de pain aux céréales 1 faisselle accompagnée d'1 c. à s. de compote de prunes
Boisson chaude sans sucre 2 tranches de pain de seigle avec une purée d'avocat + 1 tranche de truite fumée 1 petite grappe de raisin	***One pot pasta* de dinde, carotte, navet, poireaux aux épices colombo** Salade de fruits (pomme, kiwi, banane)	Velouté de cresson Potiron rôti au four badigeonné d'huile d'olive, accompagné de quinoa Yaourt nature aromatisé avec quelques gouttes d'extrait de vanille

Et maintenant on se régale !

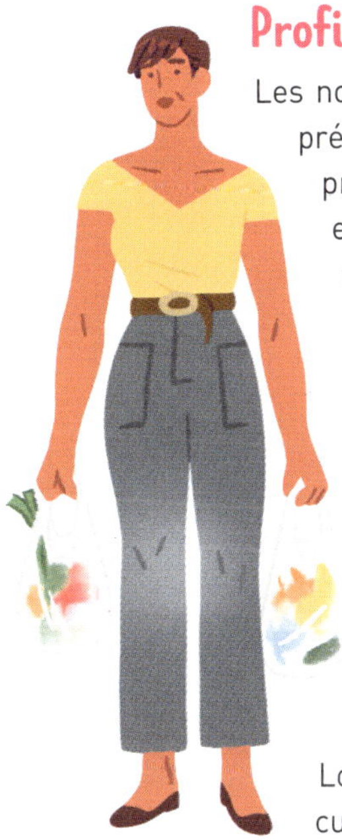

Profil 1 : Diversifiez vos repas avec des plats végétariens

Les nouvelles recommandations du Programme national nutrition santé (PNNS) préconisent de réduire sa consommation de protéines animales au profit des protéines végétales. Alors on expérimente les plats complets végétariens en misant, pour cela, sur les légumineuses (lentilles, pois chiches, haricots rouges...). On prépare par exemple un dhal de lentilles, tomates et carottes, un curry de légumes et pois chiches ou une salade mexicaine à base de haricots rouges, tomates, poivrons et concombre.

Pour encore plus de variété, on introduit dans ses plats des produits végétaux à base de soja, comme le tofu, le tempeh, des protéines de soja texturées (PST) ou les composés de blé comme le seitan. Plutôt neutres en goût, ces protéines végétales se marient très bien aux légumes, dans un wok ou dans une sauteuse.

Le tofu fait bon ménage avec le brocoli, les poivrons et les champignons, agrémenté d'huile de sésame et de basilic.

Le seitan peut se cuisiner en ragoût avec des carottes et des poireaux au curry. Les PST, une fois réhydratées, se substituent à la viande hachée dans n'importe quelle recette.

Profil 2 : Adoptez le réflexe congélation

L'organisation est la clé de la diversification. Quand on a peu de temps il faut anticiper. Rien de plus pratique que les plats mijotés et les gratins à cuisiner le week-end. On peut en faire de belles quantités à réchauffer pour les repas suivants, ou à congeler en portions et à savourer au cours de la semaine.

Voici quelques idées de plats complets qui se congèlent facilement : le bœuf aux carottes et pommes de terre, le mijoté de bœuf (chou frisé, carottes et céleri-rave), le goulash (carottes, champignons, poivrons), le navarin de lapin aux haricots verts et panais, les lasagnes d'épinards ou de courgettes à la viande ou au saumon, la moussaka, les hachis Parmentier (à base de purée de carotte ou de céleri-rave), le sauté de veau (courgettes, poivrons), les endives au jambon, le curry végétarien (carottes, brocolis et pois chiches).
La majorité des plats cuisinés se congèlent... En revanche, évitez de congeler les légumes et les fruits crus riches en eau (les courgettes, les tomates, le concombre...) : après décongélation, ils perdent leur texture et leur goût, au point de les rendre peu appétissants.

Profil 3 : Glissez des légumes dans vos cakes salés

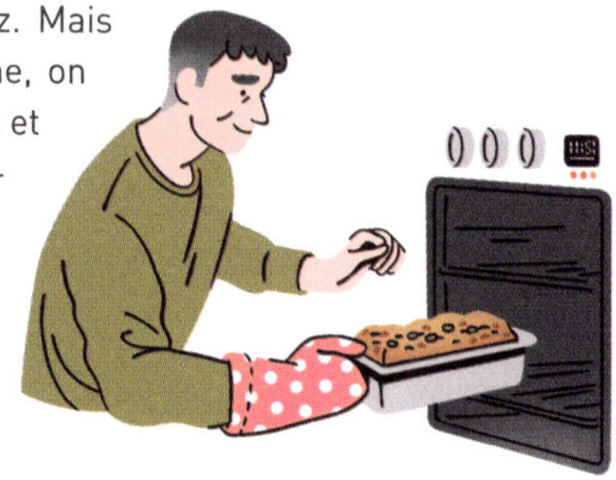

Le cake au jambon, olives et gruyère, vous connaissez. Mais pourquoi ne pas y introduire des légumes ? À l'automne, on se régale de cakes au potiron et cannelle ou chou blanc et roquefort, par exemple. L'hiver, on teste le cake aux brocolis et fromage de chèvre et, au printemps, le cake aux asperges et comté ou le cake aux petits pois et carottes. L'été, on a l'embarras du choix, avec les courgettes, les poivrons, les aubergines, etc. à parfumer avec du basilic ou de la menthe, et à enrichir de féta ou de mozzarella pour varier les saveurs.

Une portion de cake peut constituer une entrée ou un plat principal à accompagner d'une bonne salade verte ou d'un potage pour encore plus de légumes. Et, bien sûr, on ne s'interdit pas non plus les cakes de fruits (figues, abricots, pommes, poires, myrtilles...).

En bonus : Les antistress naturels de l'automne

Reprise d'un rythme effréné, manque de soleil... L'automne est bien souvent synonyme de stress. Pour traverser cette période avec sérénité, rien de mieux que les vitamines et les minéraux apportés par les légumes et les fruits de l'automne.

- Un déficit en magnésium entraîne une fragilité émotionnelle, alors on consomme des noix, des légumineuses, des bananes et tous les légumes verts d'automne (épinards, vert de blettes, chou de Bruxelles...).
- Pour limiter la fatigue, la mauvaise humeur, les difficultés de concentration, on booste ses apports en potassium avec les châtaignes, les noix, les blettes, les épinards, les topinambours, le fenouil et la banane.
- On compte aussi sur la vitamine B9 qui participe à la synthèse de la dopamine, « l'hormone du bonheur », en mangeant des betteraves, du chou, du fenouil, des épinards, des endives et de la chicorée.
- Enfin, pour avoir un cerveau en pleine forme, on mise sur les oméga-3, présents dans les poissons gras (saumon, sardine, maquereau...), dans les huiles végétales (colza, lin, cameline) et dans les noix, le brocoli, la laitue, les épinards et les choux.

ONE POT PASTA DE DINDE, CAROTTES, NAVETS, POIREAUX AUX ÉPICES COLOMBO

Temps de préparation : **15 min** Temps de cuisson : **25 min**

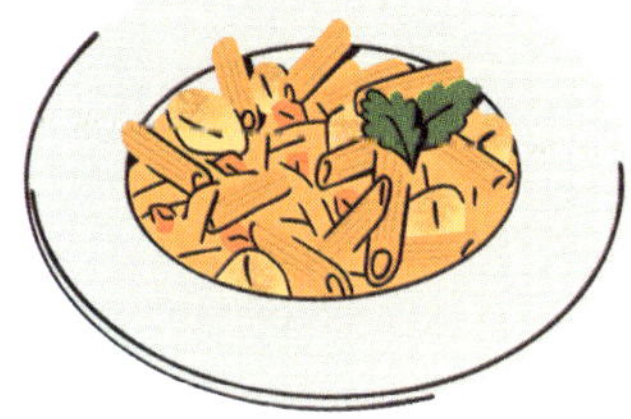

Ingrédients pour 4 portions : 240 g de penne crues • 400 g de dinde • 2 poireaux • 2 carottes • 1 navet • 1 oignon • 2 gousses d'ail • 20 cl de crème épaisse à 15 % • 2 c. à s. d'épices colombo • 2 c. à s. d'huile d'olive • 60 cl d'eau • sel et poivre

Préparation

1. Peler les carottes et le navet, les laver et les couper en petits dés.

2. Nettoyer les poireaux et les couper en fines lamelles.

3. Émincer l'oignon et l'ail

4. Découper la dinde en petits morceaux.

5. Dans une cocotte, ajouter l'huile d'olive, faire revenir l'oignon 3 min, puis ajouter les morceaux de dinde et l'ail.

6. Verser dans la cocotte tous les légumes, puis l'eau, les épices colombo, saler, mélanger et laisser cuire à couvert 10 min.

7. Ajouter les pâtes et faire cuire environ 12 min (temps de cuisson indiqué sur le paquet). Quelques minutes avant la fin de cuisson, incorporer la crème, mélanger et rectifier l'assaisonnement.

Variations saisonnières	
En hiver	• *One pot pasta* aux brocolis et carottes à la moutarde à l'ancienne • *One pot pasta* aux chou-fleur, jambon et emmental
Au printemps	• *One pot pasta* au chorizo, à la tomate et aux poivrons • *One pot pasta* aux petits pois et carottes au fromage de chèvre
En été	• *One pot pasta* de poulet aux poireaux et lait de coco • *One pot pasta* de crevettes, courgettes, poivrons au parmesan
En automne	• *One pot pasta* à la poitrine fumée, au potimarron et aux girolles à la crème • *One pot pasta* butternut, champignons et bacon au parmesan
Et avec des protéines végétales ?	• *One pot pasta* aux haricots rouges, tomates et épinards aux épices « chili » • *One pot* quinoa, pois chiches et poivrons au garam massala

OMELETTE AUX CHAMPIGNONS, AUX ÉPINARDS ET À L'ÉCHALOTE

Temps de préparation : 10 min **Temps de cuisson :** 15 à 20 min

Ingrédients pour 2 portions : 5 œufs • 300 g d'épinards frais ou 150 g surgelés • 4 champignons de Paris • 2 échalotes • 1 gousse d'ail • 2 c. à s. d'huile d'olive • 2 c. à s. de crème fraîche • sel et poivre

Préparation

1. Nettoyer puis découper les champignons en fines lamelles.

2. Nettoyer les épinards frais, puis les ciseler, ou décongeler les épinards surgelés (bien les égoutter).

3. Émincer les échalotes et la gousse d'ail.

4. Dans une poêle antiadhésive mettre l'huile, faire revenir l'échalote et l'ail 2 min, puis ajouter les champignons, les laisser suer 5 min.

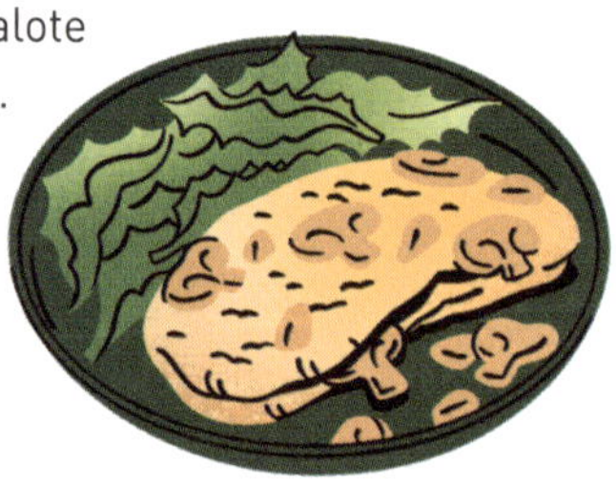

5. Ajouter à la poêle les épinards, saler et poivrer.

6. Dans un saladier, casser les œufs, puis les fouetter avec la crème.

7. Verser les œufs dans la poêle, laisser prendre le dessous quelques minutes, puis retourner l'omelette et finir la cuisson.

Variations saisonnières	
En hiver	• Omelette aux carottes et poireaux au paprika • Omelette aux brocolis et au chèvre frais
Au printemps	• Omelette aux asperges et au jambon à la ciboulette • Omelette aux artichauts citronnés
En été	• Omelette aux poivrons et à la tomate aux herbes de Provence • Omelette à la courgette et au comté
En automne	• Omelette aux cèpes et cumin • Omelette à la courge et à la ricotta
Et avec des fruits ?	• Omelette soufflée aux fraises • Omelette aux pommes caramélisées

PAPILLOTE DE SAUMON, FENOUIL ET CHOU ROMANESCO

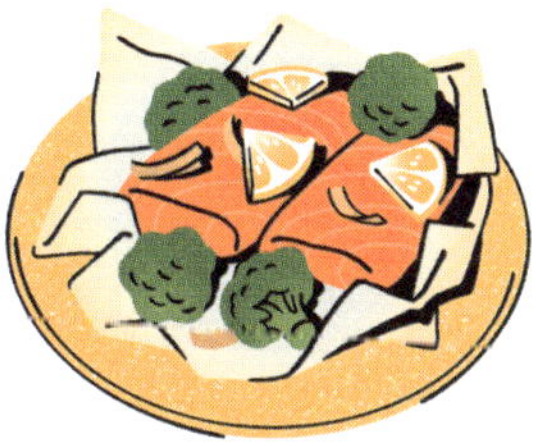

Temps de préparation : **10 min** Temps de cuisson : **35 min**

Ingrédients pour 4 portions : 4 pavés de saumon • 2 fenouils • 1 chou romanesco • 1 citron jaune • 1 c. à s. de graines de carvi • 4 c. à c. d'huile d'olive • sel et poivre

Préparation

1. Nettoyer les fenouils, les couper en fines lamelles.
2. Séparer toutes les fleurettes du chou romanesco, les laver.
3. Couper le citron en rondelles.
4. Dans une grande casserole, faire bouillir de l'eau, la saler, puis y plonger les fleurettes. Au bout de 5 min de cuisson, y mettre les lamelles de fenouil. Prolonger la cuisson de 5 min, puis égoutter les légumes.
5. Découper 4 morceaux de papier cuisson. Au centre de chacun, répartir les légumes et les graines de carvi, poivrer. Ajouter sur le dessus de chaque portion de légumes un pavé de saumon, puis 1 c. à c. d'huile, saler, poivrer, et terminer par une rondelle de citron.
6. Fermer chaque papillote et les déposer dans un plat allant au four.
7. Enfourner à 180 °C pendant 25 min.

Variations saisonnières	
En hiver	• Papillotes de betteraves et panais au romarin • Papillotes de potiron et brocolis au lait de coco
Au printemps	• Papillotes d'agneau aux fèves et carottes au romarin • Papillotes de poulet, aubergines et ail
En été	• Papillotes de sardines aux tomates et herbes de Provence • Papillotes de courgettes, poivrons, olives noires et féta
En automne	• Papillotes de chou-fleur à la moutarde • Papillotes de cabillaud aux blettes et au citron
Et avec des fruits ?	• Papillotes aux poires et aux figues à la vanille • Papillotes de fruits rouges au citron vert

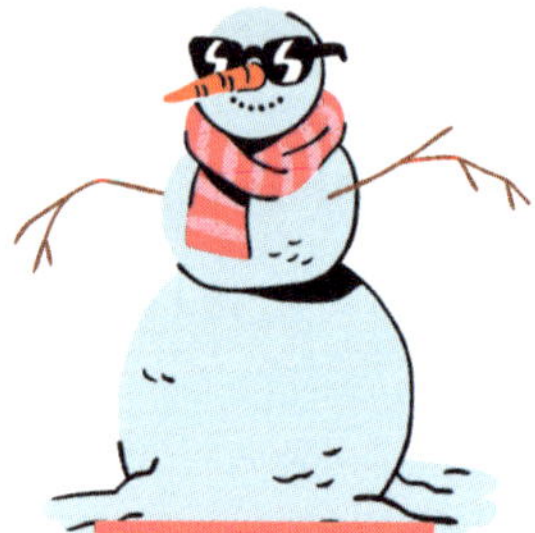

Chapitre 4

Ma cuisine d'hiver

Le froid s'est installé et l'envie de plats copieux et roboratifs se fait sentir. On se réchauffe autour de plats mijotés – potée, tajine, bœuf aux carottes – qui font la part belle aux légumes d'hiver, autour de gratins revigorants, tartes ou quiches et soupes fumantes.

Mon marché de saison

Les légumes et fruits d'hiver

Les légumes : betterave, brocoli, butternut, cardon, carotte, céleri, champignon de Paris, chou, chou de Bruxelles, chou-fleur, chou kale, courge, cresson, crosne, endive, épinard, mâche, navet, oignon, oseille, panais, pissenlit, poireau, potiron, radis, rutabaga, salsifis, topinambour.

Les fruits : ananas, avocat, banane, clémentine, fruit de la passion, goyave, grenade, kaki, kiwi, litchi, mandarine, mangue, orange, orange sanguine, pamplemousse, papaye, poire, pomelo, pomme.

L'endive, star de l'hiver

L'hiver, difficile de faire plus léger et facile à manger que l'endive. Pour supprimer sa légère amertume, c'est facile : il suffit de couper sa base et de creuser un petit cône à l'intérieur, afin d'ôter une partie du cœur responsable de ce goût amer.

Son croquant fait merveille en crudité associée à des morceaux de pomme et des cerneaux de noix. Un mariage parfait, sublimé par une vinaigrette d'huile de noix et vinaigre de cidre.

Elle devient fondante cuite, braisée ou rissolée et accompagne idéalement une viande de bœuf, de porc ou une volaille. En gratin, façon tartiflette, elle remplace les pommes de terre et se glisse dans les soupes et les veloutés. On n'oublie pas non plus le grand classique de l'hiver : le gratin d'endives au jambon.

Le plus santé : peu calorique, très digeste, l'endive est riche en fibres qui contribuent à réguler le transit.

5 idées de menus d'hiver

Petit déjeuner	Déjeuner	Dîner
Boisson chaude sans sucre 2 tranches de pain au sarrasin légèrement beurré + 1 œuf brouillé 1 orange pressée maison	Pâtes carbonara aux brocolis Salade de fruits pomme et kiwi	Poulet rôti **Galette de carottes à l'ail et au persil** Yaourt nature et quelques gouttes d'extrait de vanille
Boisson chaude sans sucre 2 tranches de pain aux céréales + 2 c. à c. de purée d'amandes Smoothie : ½ banane et 1 kiwi à mixer avec 1 yaourt nature	 Pilon de poulet au curry et potiron cuit au four accompagné de boulgour Fromage blanc et compote sans sucre	Salade de maïs avec ½ avocat et des graines de grenade Quiche sans pâte aux poireaux et saumon 1 poire
Boisson chaude sans sucre Porridge (cuire 3 c. à s. de flocons d'avoine dans 150 ml de lait ou 1 boisson végétale, y ajouter ensuite une vingtaine d'amandes ou de noisettes) 2 mandarines	Hamburger et frites de carottes et panais Salade de mâche à la mangue et noix de cajou	**Soupe de butternut à la châtaigne et aux lentilles corail** Riz au lait à la pomme et à la vanille
Boisson chaude sans sucre 1 fromage blanc nature + 3 c. à s. de muesli sans sucre ajouté + une dizaine d'amandes 1 banane	Gigot d'agneau Purée de topinambour et pommes de terre Salade d'orange, mandarine et pamplemousse rose à la vanille	Pizza à la **pâte de chou-fleur mixé** (voir p. 59) Salade de mâche à l'huile d'olive et vinaigre de cidre Compote de pomme aux quatre épices
Boisson chaude sans sucre 1 tranche de *carrot cake* 1 fromage blanc nature + salade de fruits frais	Dorade grillée **Gratin de cardon, sauce Béchamel et gruyère** 2 tranches de pain de campagne Pannacotta au coulis de kiwis et pépites de chocolat	Blanc de poulet sauté aux nouilles et choux rouge 10 litchis

Et maintenant on se régale !

Profil 1 : Redécouvrez les légumes oubliés

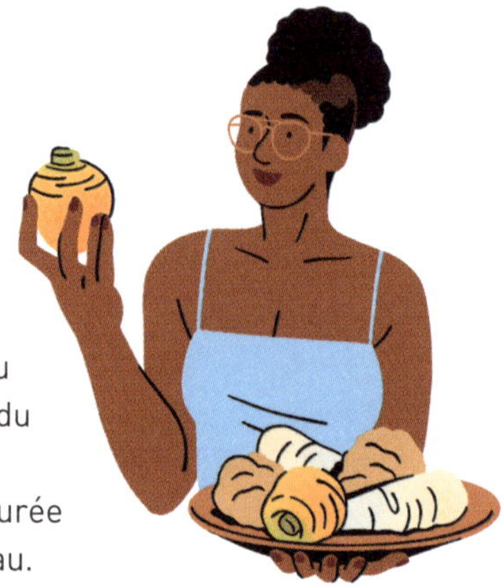

Topinambour, panais, crosnes, navets boule d'or, cardons, rutabaga… Les légumes anciens, riches en nutriments et marqués en goût, sont de retour sur les étals depuis quelques années, et mettent encore plus de diversité dans nos assiettes.

- Le topinambour, coupé en fine lamelle, peut être sauté ou cuisiné au wok. Entier, il est cuit à l'eau, à la cocotte-minute ou à la vapeur. Son petit goût d'artichaut en fait un bon partenaire du foie gras, du magret de canard et des noix de Saint-Jacques.
- Le navet boule d'or peut être sauté, gratiné ou préparé en purée et en jardinière. Il se marie bien à la viande de porc ou d'agneau.
- Les crosnes se poêlent très facilement. Cuits à la vapeur, ils se consomment très bien en salade.
- Quant aux rutabagas, ils font d'excellentes purées, de savoureux veloutés, et accompagnent à merveille un tajine d'agneau ou un rôti de veau.

Profil 2 : Pensez aux quiches et aux tartes !

Elles cochent toutes les cases d'une alimentation équilibrée : des glucides complexes apportés par la farine de la pâte, des protéines avec les œufs, le jambon, le thon ou le fromage, des fibres, des vitamines et des minéraux grâce aux légumes. Sans compter les lipides, avec les matières grasses présentes dans la pâte pour une tarte. Ils seront en quantité plus importante dans une quiche, avec l'ajout d'un appareil à base de crème et d'œufs. Pour un repas complet, on les accompagne d'une crudité ou d'une soupe, d'un fruit en dessert et, pourquoi pas, d'un produit laitier ou équivalent végétal.

Le gros avantage des tartes et des quiches ? Elles peuvent être cuisinées à l'avance, se gardent au réfrigérateur 2 à 3 jours ou se congèlent en portions.

En fonction des saisons, on peut cuisiner :

- en hiver : une tarte butternut et noix au chèvre ou une quiche à l'oignon et au jambon ;
- au printemps : une tarte à l'oseille et au saumon ou une quiche aux asperges et bacon ;
- en été : une tarte au thon et à la tomate ou une quiche aux courgettes à la menthe ;
- à l'automne : une quiche aux épinards et à la féta ou une tarte aux brocolis et ricotta.

Profil 3 : Mettez de la fantaisie dans vos plats de tous les jours

Frites de légumes

Vous adorez les frites de pommes de terre ? Associez-les à quelques frites de légumes. Elles sont très faciles à réaliser. On coupe en bâtonnets des carottes, du panais, des courgettes ou de la betterave, on les dépose dans un saladier, on y ajoute un peu d'huile, du sel et des épices au choix et on mélange. Sur une plaque de cuisson recouverte de papier sulfurisé, on étale les bâtonnets, puis on enfourne 25 min à 200 °C. Pour obtenir des chips, on réalise la même opération en coupant les légumes en rondelles très fines. La cuisson est plus rapide (10 à 12 min à 180 °C).

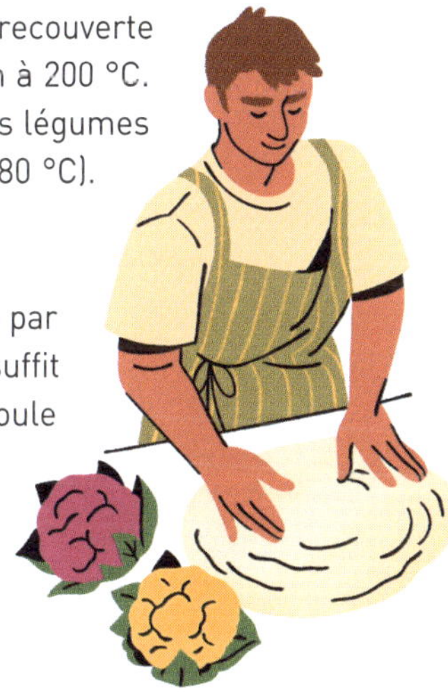

Pâte à base de chou-fleur

Pour encore plus d'audace, on remplace sa pâte à pizza traditionnelle par une pâte à base de chou-fleur. Oui, vous avez bien lu ! Pour cela, il suffit de mixer les fleurettes crues d'1 chou-fleur pour obtenir une semoule que l'on essore bien à l'aide d'un torchon et que l'on mélange à un œuf, un peu de parmesan et des herbes de Provence. On obtient ainsi une pâte à étaler sur un papier de cuisson et à cuire 20 min à 180 °C. Ensuite, il suffit de la garnir de sauce tomate, de rondelles de mozzarella ou de fromage de chèvre, et d'enfourner 15 min.

En bonus : On renforce son système immunitaire

Lorsque les températures chutent, il faut pouvoir compter sur ses défenses immunitaires pour lutter contre les rhumes, les gastroentérites, les grippes... Par chance, les légumes et fruits d'hiver sont riches en vitamines et minéraux, en premier lieu la vitamine C, notre alliée de l'hiver. Si les agrumes en sont gorgés, le kiwi en contient encore plus (le double d'une orange !). Un seul kiwi par jour apporte la dose de vitamine C recommandée.

La vitamine A, elle, stimule la production de globules blancs et d'anticorps. On en trouve dans les épinards, les choux, la betterave, les courges, les carottes et les poireaux.

Pour combattre les infections respiratoires, on table sur la vitamine E dont les huiles végétales, les graines, les épinards, l'avocat, la mâche, les salsifis et la mangue sont très riches.

Le magnésium, qui contribue aussi à maintenir une bonne immunité, est particulièrement présent dans les épinards et la banane.

Et puis, on n'oublie pas non plus de nourrir son microbiote (sa flore intestinale) qui est la première barrière de protection contre les microbes et les virus, grâce à une alimentation riche en fibres.

RECETTES D'HIVER

GALETTES DE CAROTTES À L'AIL ET AU PERSIL

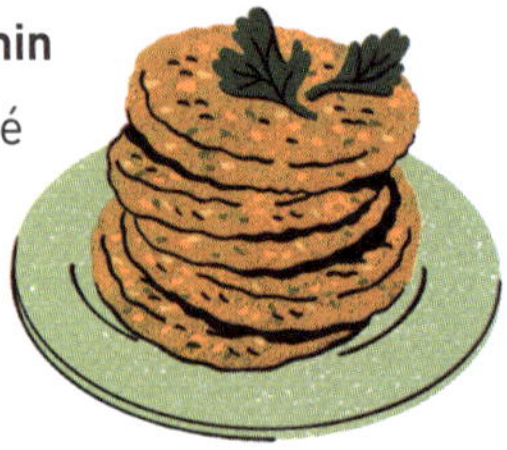

Temps de préparation : 15 min **Temps de cuisson : 15 à 20 min**

Ingrédients pour 4 portions : 300 g de carottes • 50 g de gruyère râpé • 50 g de farine • 10 cl de lait ½ écrémé • 3 œufs • 2 gousses d'ail • quelques branches de persil • sel et poivre

Préparation

1. Éplucher, laver puis râper les carottes.

2. Émincer les gousses d'ail et ciseler le persil.

3. Dans un saladier, battre les œufs en omelette avec le lait, puis ajouter la farine, fouetter pour éliminer les grumeaux.

4. Compléter avec les carottes râpées, le gruyère, l'ail et le persil. Saler, poivrer et mélanger le tout à la cuillère.

5. Façonner 8 boulettes avec la pâte obtenue, les aplatir pour former des galettes.

6. Déposer les galettes dans une poêle antiadhésive légèrement huilée et chauffée, les faire cuire 4 min sur chaque face.

Variations saisonnières	
Au printemps	• Galettes aux petit pois, menthe et féta • Galettes aux fèves fraîches et maïs au basilic
En été	• Galettes aux courgettes et chèvre frais à la ciboulette • Galettes d'aubergines au curcuma et à la cannelle
En automne	• Galettes aux brocolis et parmesan • Galettes aux navets et cumin
En hiver	• Galettes de poireaux et d'oignons au curry • Galettes de chou-fleur à la noix de muscade
Et avec des féculents ?	• Galettes de quinoa et d'épinards au parmesan • Galettes de lentilles corail et carotte à la menthe

SOUPE DE BUTTERNUT À LA CHÂTAIGNE ET AUX LENTILLES CORAIL

Temps de préparation : **10 min** Temps de cuisson : **30 min**

Ingrédients pour 4 portions : 600 g de butternut • 1 oignon • 200 g de lentilles corail sèches • 2 c. à s. d'huile d'olive • 120 g de marrons cuits • 2 c. à c. de bouillon de légumes bio déshydraté • 1 l d'eau • poivre

Préparation

1. Peler puis découper en petits dés la butternut.

2. Émincer l'oignon et couper les marrons en quatre.

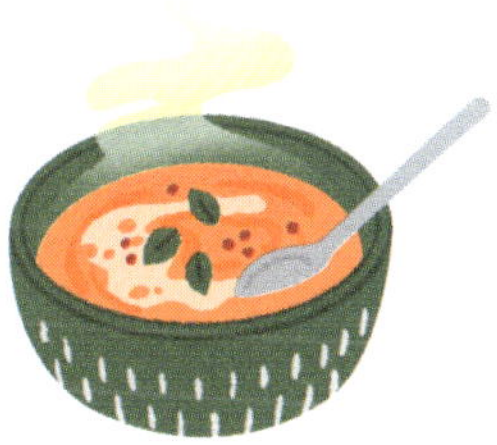

3. Dans une cocotte, verser l'huile, y faire revenir l'oignon, puis y ajouter les morceaux de butternut. Les laisser dorer quelques minutes.

4. Ajouter ensuite l'eau, les lentilles corail, les marrons et le bouillon déshydraté, mélanger et laisser mijoter 20 à 25 min.

Variations saisonnières	
Au printemps	• Soupe de fèves et chorizo au garam massala • Soupe de fanes de radis aux vermicelles
En été	• Soupe au pistou (courgettes, carottes, haricots verts, tomates, haricots coco, pommes de terre, ail et basilic) • Soupe glacée à la tomate et au romarin
En automne	• Soupe d'endives et de poireaux aux cumin et citron • Soupe de chou-fleur au gingembre et au piment
En hiver	• Soupe de carottes au tahini • Soupe de champignons au paprika
Et pour des soupes complètes ?	• Soupe au chou vert et à la saucisse de Morteau • Soupe de moules au chou-fleur et curry

GRATIN DE CARDON SAUCE BÉCHAMEL ET GRUYÈRE

Temps de préparation : 15 min **Temps de cuisson : 55 min**

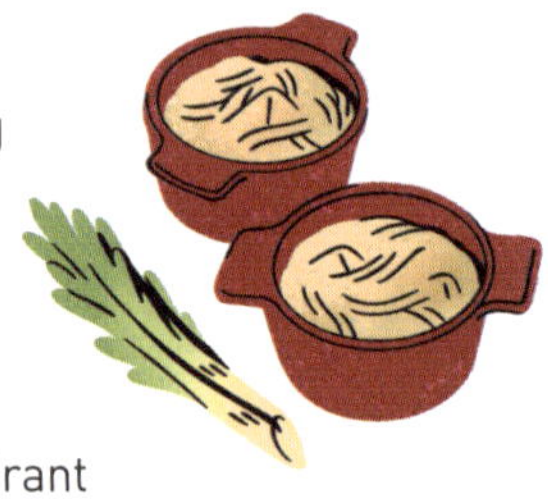

Ingrédients pour 4 portions : 1 kg de cardon • 40 g de beurre • 40 g de farine • 400 ml de lait • 120 g de gruyère râpé • le jus d'un citron • un peu de noix de muscade râpée • sel et poivre

Préparation

1. Laver puis découper en tronçon d'1 cm les côtes des cardons en retirant les fils des tiges, puis les plonger dans une casserole d'eau bouillante salée avec le jus de citron. Cuire 45 min.

2. Pendant ce temps, préparer la béchamel : faire fondre le beurre dans une casserole, puis ajouter la farine d'un coup, mélanger à feu doux. Verser petit à petit le lait en mélangeant jusqu'à épaississement. Saler, poivrer et ajouter la noix de muscade.

3. Égoutter les cardons, les déposer dans un plat à gratin, recouvrir de la sauce Béchamel, mélanger. Répartir le gruyère râpé sur le dessus.

4. Enfourner 10 min à 180 °C.

Variations saisonnières	
Au printemps	• Gratin d'aubergines et mozzarella à la béchamel • Gratin aux asperges, petits pois et carottes à la béchamel
En été	• Gratin de courgettes et de tomates à la béchamel • Gratin de fenouils à la béchamel
En automne	• Gratin de choux de Bruxelles au comté à la béchamel • Gratin d'endives et pommes de terre à la béchamel
En hiver	• Gratin de chou-fleur au thym à la béchamel • Gratin de panais et d'épinards à la béchamel
Et pour des gratins complets ?	• Gratin aux poireaux et saumon à la béchamel • Gratin au poulet brocolis et champignons à la béchamel
Et pour des gratins végans ou sans lactose ?	Remplacer le lait par une boisson végétale (à base de soja, riz ou avoine) et le beurre par de l'huile d'olive. Enrichir en protéines grâce à des graines de courges ou de chanvre, des morceaux de tofu fermes ou des légumineuses préalablement cuites et ajoutées au plat.

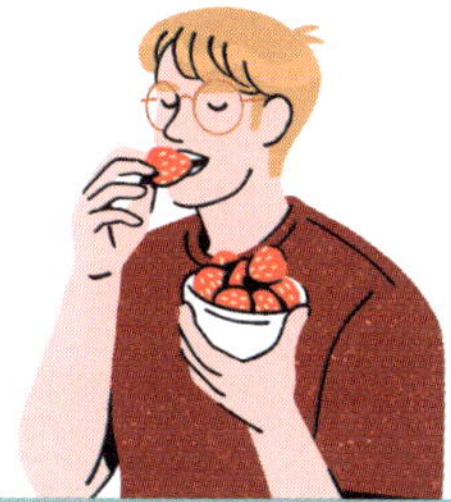

On se revoit dans 6 mois...

Vous êtes à présent conscient de l'importance de consommer régulièrement des légumes et des fruits. Au bout de 6 mois, quelle place leur accordez-vous dans votre alimentation quotidienne ? Faites le bilan en répondant à ce petit questionnaire...

Vous prenez systématiquement un fruit au petit déjeuner.	☐ OUI	☐ NON
Vous mangez une portion de légumes à chaque repas.	☐ OUI	☐ NON
Vous vous octroyez du temps pour préparer des légumes frais.	☐ OUI	☐ NON
Vous choisissez en priorité un fruit comme en-cas.	☐ OUI	☐ NON
Vous avez acquis le réflexe « 5 portions de légumes et de fruits » par jour.	☐ OUI	☐ NON
Vous restez plus longtemps au rayon légumes et fruits.	☐ OUI	☐ NON
Vous recherchez avec plus d'entrain des recettes pour vos légumes et vos fruits.	☐ OUI	☐ NON
Vous éprouvez plus de plaisir à consommer des légumes et des fruits.	☐ OUI	☐ NON

Pour vous situer

TOTAL DE OUI ☐

- **Plus de 4 oui :** Bravo, vous êtes au top ! Vous avez compris l'importance pour votre santé d'une alimentation riche en légumes et en fruits, et vous vous en donnez à cœur joie. Continuez ainsi.
- **Moins de 4 oui :** Vous êtes sur la bonne voie, mais les légumes et les fruits ne sont pas toujours au rendez-vous dans votre assiette. Prenez le temps, petit à petit, de modifier vos habitudes. Et surtout, ne vous découragez pas !

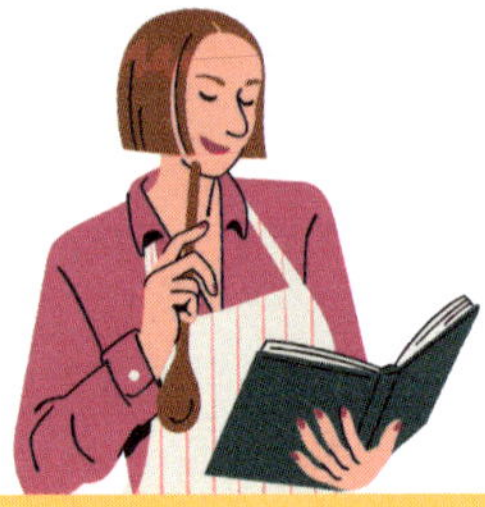

Pour en savoir plus

PNNS, Programme national nutrition santé : mangerbouger.fr

Ciqual, tables de composition nutritionnelle des aliments : ciqual.anses.fr

Aprifel, Agence pour la recherche et l'information en fruits et légumes : aprifel.com

Anses, Agence nationale de sécurité sanitaire de l'alimentation : anses.fr

Crédoc, Centre de recherche pour l'étude et l'observation des conditions de vie : credoc.fr

Alimentation, nutrition et régimes, coll. « Diététique et Nutrition », École de diététique et nutrition humaine, 4e édition, Studyrama, 2021.

Dans la même collection

- Oui, je peux arrêter de fumer !
- Le stress, je gère !
- Enfin, je dors bien !
- L'arthrose, je peux agir !
- Je booste mon immunité (avant l'hiver)
- Moins de sucre, plus de plaisir (et de santé !)
- Le sport, je m'y mets (pour de vrai) !
- Je mange mieux, et moins de viande
- Je booste ma vitalité (et bye bye la fatigue)
- Mon cerveau, je l'entretiens !
- Je prends soin de mon dos !
- J'entretiens et je protège mon cœur
- Mon moral, je le soigne !
- Bien vivre ma ménopause !
- Moins de gras, plus d'équilibre (dans l'assiette)
- Je fais la paix avec mon ventre
- Plus de fruits et de légumes, c'est la santé !
- Mon foie, j'en prends soin !
- Exit les toxiques !
- Plus belle ma peau !

Direction : Jean-Louis Hocq
Direction éditoriale : Marion Guillemet
Collaboration éditoriale : Stéphane Dellazzeri
Responsable d'édition du projet : Lama Younès Corm
Rédaction : Sophie Senart
Conception de la maquette intérieure et de la couverture : Stéphanie Brepson
Photo de couverture / Michel Cymes : © Alex Mahieu
Photo de couverture / Myriam Moussier : © Darius Salimi
Correction : Dominique Pérot-Poussielgue/Plume sur Loire
Mise en pages et réalisation des illustrations des postures : Nord Compo
Fabrication : Laurence Duboscq

ISBN : 978-2-263-17636-4
Code éditeur : L17636
Dépôt légal : mars 2022
Imprimé en France par Clerc

Solar, un département Edi8
92, avenue de France
75013 Paris